DÉPLOYER
SA PUISSANCE
DE FEMME

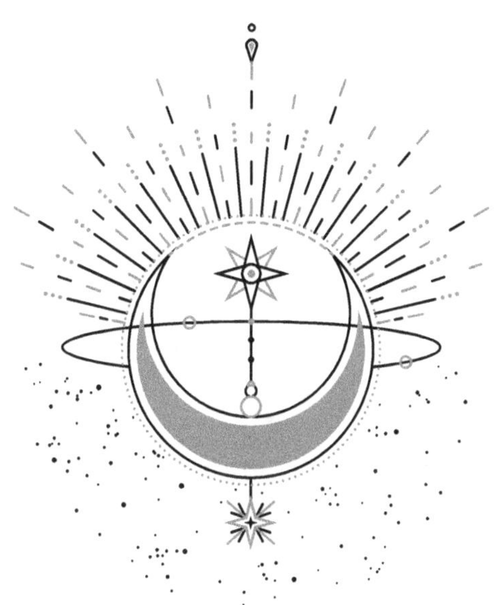

Éditions Eyrolles
61, bd Saint-Germain
75240 Paris cedex 05
www.editions-eyrolles.com

Création de maquette et mise en pages : Julie Simoens

© Éditions Eyrolles, 2020
ISBN : 978-2-212-57269-8

MARIE-LAURE WILL

ouvrage dirigé par Anne Ghesquière

DÉPLOYER SA PUISSANCE DE FEMME

Libérez vos 9 énergies essentielles

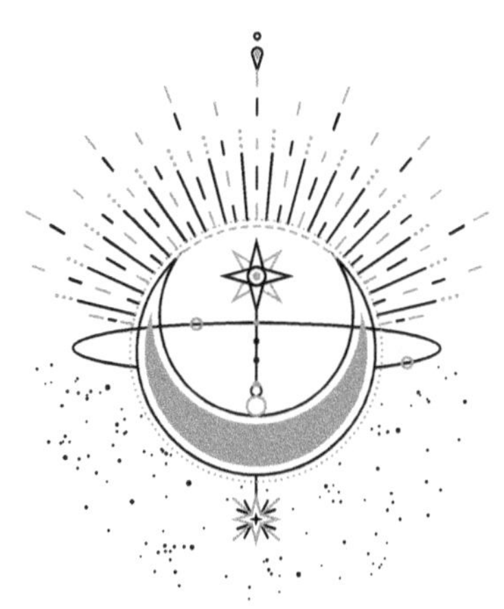

● Éditions EYROLLES

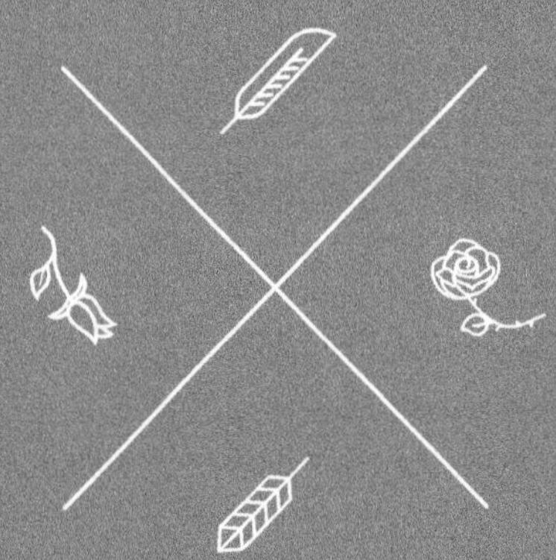

LE SECRET DU POTENTIEL INFINI DE LA FEMME

Dans ce contexte mondial de changements permanents, les femmes ont un rôle et une place importants dans le retour à l'équilibre de la société, grâce à la puissance de leurs énergies féminines.

La puissance d'une femme est une puissance d'amour qui existe en elle depuis des siècles. Qui n'a jamais vu une femme prête à se sacrifier pour son enfant ou pour l'enfant d'une autre pour qu'il soit sauvé ? Qui mieux que la femme possède une oreille sensible et entend à travers la nuit le mal-être de son bébé qui pleure ? Qui mieux qu'une femme capte dans l'invisible le danger et est capable de déployer une force incommensurable, marcher pieds nus sur du feu, pour protéger ses petits ?

Mais d'où lui viennent une telle force et une telle clairvoyance ?

LA FEMME MODERNE AU CŒUR DE SA RÉVÉLATION : LES NEUF ÉNERGIES ESSENTIELLES

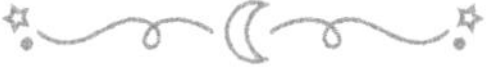

Nous avons en chacun de nous, homme comme femme, une part féminine et une part masculine.

Que représentent-elles ? La partie féminine désigne la capacité à recevoir, à se connecter, à développer son intuition, à libérer sa douceur, son lien au monde et aux personnes. C'est tout simplement la capacité d'aimer avec compassion et bienveillance. La partie masculine, elle, est relative à la capacité à agir, à structurer, à organiser, à manifester sa force, à diriger, et à poser une vision et une stratégie.

Chez la femme, la part féminine est plus développée et chez l'homme, la part masculine l'est davantage.

Cet équilibre féminin-masculin est important, car quand la femme est établie dans sa part féminine, et que celle-ci est parfaitement équilibrée avec sa part masculine, elle devient un véritable amour maternel universel œuvrant pour la planète et le bien de l'humanité. C'est ce que nous allons découvrir et comprendre ensemble : le subtil, la puissance de la femme, ses perceptions sensibles, extrasensorielles, intuitives, et en même temps, sa force et une détermination instinctive et protectrice incommensurable.

Neuf énergies féminines essentielles résident en chaque femme. En Occident, l'éducation d'antan n'avait pas encore conscience de cette connaissance profonde des énergies, mais les pays de l'Orient en parlaient déjà. C'est le cas notamment de l'hindouisme, avec la représentation de Shiva et de Shakti, le dieu et la déesse de la complémentarité parfaite du masculin et du féminin en chacun de nous.

Ces énergies féminines, nous ne les avons pas encore toutes explorées. Certaines sont plus développées que d'autres, de par notre histoire de vie et la culture sociétale de chacun. Peu importe où vous en êtes aujourd'hui, le temps est venu de réveiller ces énergies enfouies en nous depuis des siècles.

AU-DELÀ DES MOTS...
COMMENT RÉVEILLER SA PUISSANCE ?

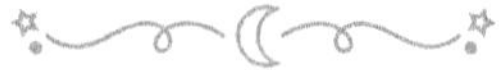

Avant toute chose, je tiens à préciser que ce livre s'adresse principalement aux femmes, mais ne se veut ni sexiste ni féministe ; il a pour ambition de mettre en lumière l'union du masculin et du féminin, en vous et dans la relation de couple. Cet ouvrage se veut donc une porte ouverte sur un potentiel infini de la femme, initiatrice et pouvant contribuer à la guérison du monde : aujourd'hui, le monde a plus que besoin de l'amour et de la sagesse de la femme pour préserver l'avenir de la planète et de nos enfants.

Ce livre va vous donner des outils et vous guider pas à pas dans l'apprentissage et le réveil, voire le renforcement des neuf énergies féminines que nous avons toutes en nous. Ce n'est pas un livre classique, mais un ouvrage transformateur.

Dans un premier temps, nous allons découvrir les sept lois universelles, dont celles qui régissent nos parts féminines et masculines, avec deux polarités opposées mais complémentaires.

Nous verrons aussi ce qui nous a amenées à vivre aujourd'hui dans une société plutôt basée sur le pouvoir dit masculin et en quoi la femme moderne peut se retrouver dans un profil masculin, que ce soit dans le couple ou dans l'entreprise. Nous verrons aussi pourquoi et comment il est important de rééquilibrer les deux polarités, masculine et féminine.

Puis vous pourrez établir votre diagnostic en toute autonomie et vérifier où en sont vos neuf énergies féminines essentielles. Vous évaluerez si vous avez plutôt un profil à tendance féminine ou masculine et identifierez les énergies féminines que vous pouvez développer en vous en suivant un programme sur mesure qui respectera votre rythme et votre disponibilité. Vous apprendrez aussi comment mesurer le niveau de chaque énergie, en vous basant principalement sur votre ressenti et l'observation.

Vient ensuite une phase d'enseignement pratique sur le rééquilibrage. Vous apprendrez comment rééquilibrer vos énergies féminines et masculines à partir d'une méthode simple, de rituels, de phrases de transformation, de formulations quotidiennes, d'exercices de visualisation. Nous verrons aussi comment transmettre cet enseignement aux petites filles de notre entourage.

Rassurez-vous, vous n'avez pas besoin d'attendre d'avoir une fille pour transmettre l'enseignement. Chaque petite fille que vous rencontrez dans la vie, comme chez des amis ou dans un magasin, est une opportunité d'enseignement. Un simple geste, un mot, une attitude, peut l'aider à voir les choses autrement et changer le cours de sa destinée d'un point de vue positif. Vous pouvez même transmettre cette connaissance à la mère de cette petite fille. Tout le monde a une sœur, une nièce, une filleule... La connaissance est universelle.

Enfin, au-delà de la lecture du livre, vous serez invitée à continuer ce voyage au féminin en établissant votre bilan tous les trois mois pendant neuf mois afin de mesurer le niveau d'intégration des énergies et de suivre votre évolution.

Alors, êtes-vous prête à rencontrer et à déployer votre puissance ?

COMMENT UTILISER CE LIVRE ?

Le programme du réveil des neuf énergies féminines et de reconnexion à sa puissance de femme se déroule sur neuf mois, soit sur trois périodes de trois mois. C'est un temps d'élaboration et de gestation avant de vivre l'ultime renaissance intérieure.

1 La première étape vise à établir un diagnostic de l'état général de vos énergies féminines. Vous trouverez des outils et des techniques, ainsi que des clés de compréhension, pour mesurer le niveau de chacune des neuf énergies. Ainsi, vous aurez une vision claire de là où vous en êtes aujourd'hui, comme une sorte d'état des lieux.

2 En fonction des résultats obtenus, vous identifierez les trois énergies principales dont vous avez constaté manquer le plus. Puis vous sélectionnerez trois autres énergies dont vous constatez manquer moyennement, enfin les trois dernières avec lesquelles vous vous sentez plutôt à l'aise.

3 Vous construirez alors votre calendrier réparti en trois fois trois mois. Chaque trimestre sera centré sur trois énergies à travailler : vous travaillerez pendant les vingt et un premiers jours, et vous laisserez reposer le travail effectué pendant les soixante-neuf jours restants.

Votre chemin sera accompagné d'exercices et de rituels dans votre quotidien.

Les neuroscientifiques — tel l'expert dans le domaine de la psychologie et des neurosciences David Lefrançois dans son discours sur la « brainologie » — montrent qu'une transformation est complète, au niveau du système neuro-émotionnel et du système nerveux, au minimum au bout de quatre-vingt-dix jours. D'où la raison de ce temps de pause de soixante-neuf jours suivant les vingt et un jours.

À la fin de chaque période de trois mois, vous ferez un bilan précis de là où vous étiez et là où vous en êtes au bout de cette période. Et à l'issue des neuf mois, place à un bilan global.

Si le diagnostic vous semble trop fastidieux, il est possible de suivre simplement l'ordre des neuf énergies du livre. L'important est que vous vous mettiez à la tâche avec conviction, car vos énergies féminines vous attendent impatiemment !

Un conseil précieux avant de commencer : prenez le temps de bien faire ce programme. Choisissez le bon moment pour le démarrer : c'est un cadeau que vous vous faites, certes, mais aussi un présent que vous offrez aux membres de votre entourage, car vous leur apportez votre harmonisation.

·· DÉCRYPTAGE ··

RÉSUMÉ DE L'UTILISATION DU LIVRE

ÉTAPE 1 : établir un diagnostic de l'état général de vos énergies féminines

ÉTAPE 2 : construire le calendrier sur trois fois trois mois, avec trois énergies par trimestre

- 1er trimestre : les trois premières énergies féminines dont vous manquez le plus

- 2e trimestre : les trois énergies féminines dont vous manquez moyennement

- 3e trimestre : les trois énergies féminines avec lesquelles vous êtes le plus à l'aise

ÉTAPE 3 : travail des trois premières énergies

Pendant les vingt et un premiers jours, vous vivez une période de découverte et de pratique de développement de l'énergie ; le reste du trimestre est consacré au temps de pause et d'intégration dans le corps.

Le dernier jour : bilan des trois mois

<u>ÉTAPE 4</u> : travail des trois énergies suivantes

Pendant les vingt et un premiers jours, vous vivez une période de découverte et de pratique de développement de l'énergie ; le reste du trimestre est consacré au temps de pause et d'intégration dans le corps.

Le dernier jour : bilan des six mois

<u>ÉTAPE 5</u> : travail des trois dernières énergies

Pendant les vingt et un premiers jours, vous vivez une période de découverte et de pratique de développement de l'énergie ; le reste du trimestre est consacré au temps de pause et d'intégration dans le corps.

Un tableau placé en pages 198-199 permet de suivre l'évolution de tout le programme.

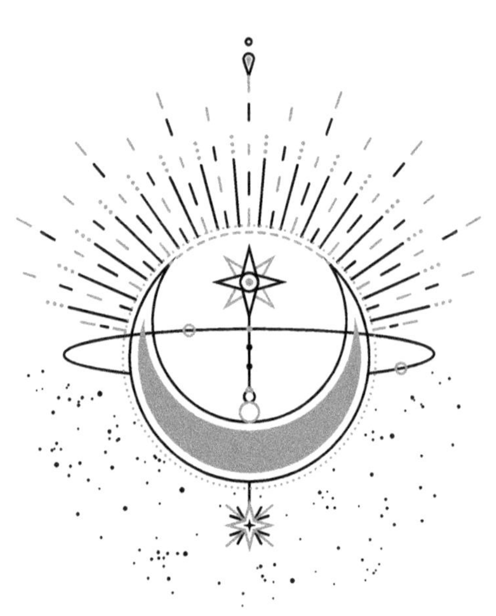

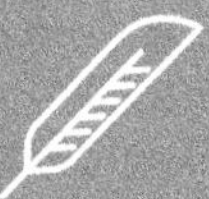

Partie 1

À LA RENCONTRE DU BONHEUR AVEC VOTRE FÉMININ–MASCULIN CONNECTÉ !

Pour déployer ses énergies féminines, il est important de comprendre les lois qui gouvernent notre univers, car ce sont elles qui régissent le fonctionnement du corps humain et de la relation au monde.

Selon l'Égypte ancienne, il existe sept lois universelles ou principes[1] par lesquels tout dans l'univers est gouverné et en vertu desquels l'Univers existe en parfaite harmonie. Les grandes sagesses orientales et occidentales, telles que celles de l'Inde ancienne, de l'Égypte ancienne ou de la Grèce antique, utilisaient déjà ces lois pour revenir à l'équilibre et retrouver l'harmonie et la paix dans des situations de crise ou de conflit.

---

1. Source : auteure Claire C. pour Esprit Spiritualité et Métaphysiques https://www.espritsciencemetaphysiques.com tiré de *Science of Being* de Eugene Fersen (Ultimate Reality Publishing, 2008) et *The Kybalion* de Three Initiates (Tarcher Cornerstone Editions, 2008).

Quand nos parties féminines et masculines sont en disharmonie, mais se rééquilibrent, l'on accède à plus de joie intérieure et d'ouverture à la vie. On développe aussi une puissance intérieure qui se manifeste par plus d'amour et de compassion pour les autres et une capacité d'apaisement et de clairvoyance sur les actions justes à mener.

Nous découvrirons ensemble la loi du féminin et masculin et les deux autres lois qui permettent de rétablir cet équilibre.

LA LOI UNIVERSELLE DU FÉMININ-MASCULIN

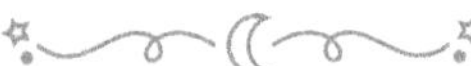

Revenons au tout début de l'origine de la création et aux concepts de base du féminin et du masculin. Il existe deux types de lois universelles : celles qui sont immuables (donc non modifiables et qui s'imposent comme des principes de base) et celles qui sont mutables, c'est-à-dire qu'elles peuvent être modifiées (soit dans leur degré, soit dans leur fonction) afin de trouver un nouvel équilibre à une situation donnée.

Parmi les sept lois universelles qui vous sont présentées ci-après, trois d'entre elles sont nécessaires au rééquilibrage du féminin-masculin. Il s'agit de la loi du genre masculin et féminin (7e loi), la loi de la vibration (3e loi), et la loi de la polarité (4e loi).

Et c'est en étant relié aux trois lois (7e, 3e, 4e) que l'on peut rétablir l'équilibre en soi et autour de soi, que ce soit en temps de crise ou simplement par désir de s'améliorer en permanence.

Le lien avec ces trois lois est comme une sorte de connexion Bluetooth. Vous établissez une correspondance entre vous et la grille planétaire. Vous vous appuyez sur des lois tangibles et éternelles, et cela vous évite de partir dans tous les sens pour tenter de comprendre pourquoi vous vivez des situations difficiles dans la vie. Comprenez ces lois et vous reprenez alors une trajectoire connue, stable et solide.

1. **La loi du mentalisme (immuable) :**
« L'Univers est mental »

On dit que l'univers est mental, car tout ce que l'on voit et expérimente dans le monde physique a son origine dans l'invisible.

Une fois que vous avez compris que tout est mental, vous comprenez que vous pouvez prendre le contrôle de vos pensées et de vos émotions et leur faire dire ce que vous souhaitez ou les faire agir comme vous le voulez. Vous pouvez alors changer votre monde intérieur pour modifier votre monde extérieur. Cette loi, qui est l'une des lois fondamentales inhérentes à la physique quantique, est aussi utilisée dans de nombreux séminaires de motivation et de développement personnel. Elle est immuable, le principe est universel et ne peut être modifié. Elle est établie depuis l'origine jusqu'à la fin des temps.

2. **La loi de correspondance (immuable) :**
« Ce qui est en haut est comme ce qui est en bas »

Cela signifie qu'il existe « l'harmonie, l'accord et la correspondance » entre les domaines physique, mental et spirituel. Il n'y a pas de séparation puisque tout dans l'univers, y compris vous, provient de la Source créatrice. Le même schéma de création est exprimé sur tous les plans, de l'existence de l'électron le plus petit à la plus grande étoile et vice versa. L'astrophysicien vietnamo-américain Trinh Xuan Thuan, reconnu comme l'un des plus grands connaisseurs actuels des galaxies, en parle d'ailleurs dans le film *En quête de sens*[2].

---

2. Film réalisé par Marc de la Ménardière et Nathanaël Coste en 2015.

3. **La loi de la vibration (immuable) : « Rien ne repose, tout bouge, tout vibre »**

Cette loi nous dit que « l'univers entier est une vibration ». La science a confirmé que tout dans l'univers, y compris nous, est une énergie pure vibrant à des fréquences différentes.

Ainsi, les émotions et les sentiments que vous éprouvez émettent une énergie et sont reliés à une fréquence vibratoire. Ces fréquences, selon qu'elles sont plus ou moins élevées, vont attirer ou repousser certaines situations ou certaines personnes.

Par exemple, si vous êtes dans un état de joie, vous attirerez des situations et des personnes joyeuses, vous aurez un sentiment de légèreté et vous laisserez porter de découverte en découverte tout en vous émerveillant de la vie. En revanche, si vous êtes constamment dans un état de morosité et de plainte dès le matin, vous attirerez à vous des personnes dans le même état, voire voulant absolument vous sauver de cet état.

Observez bien autour de vous : les gens attirent ce qu'ils pensent d'eux-mêmes et de la vie.

Afin que vous ayez quelques repères, voici le tableau d'échelle de la conscience et des émotions créé par le Dr David R. Hawkins, docteur en médecine, psychiatre, physicien, chercheur et conférencier de renommée mondiale.

Le Dr Hawkins intervient en conférence dans des universités telles que Stanford, Harvard et Oxford. En outre, il a participé, aux côtés de gouvernements étrangers, à des conférences sur la diplomatie mondiale et a permis de venir à bout de certains conflits qui menaçaient la paix mondiale.

Le tableau exprime en unités bovis — qui mesurent le champ vibratoire — l'impact de chaque émotion ou sentiment sur l'environnement. Plus on monte dans des émotions d'ouverture de cœur élevées, plus on rayonne à une fréquence élevée.

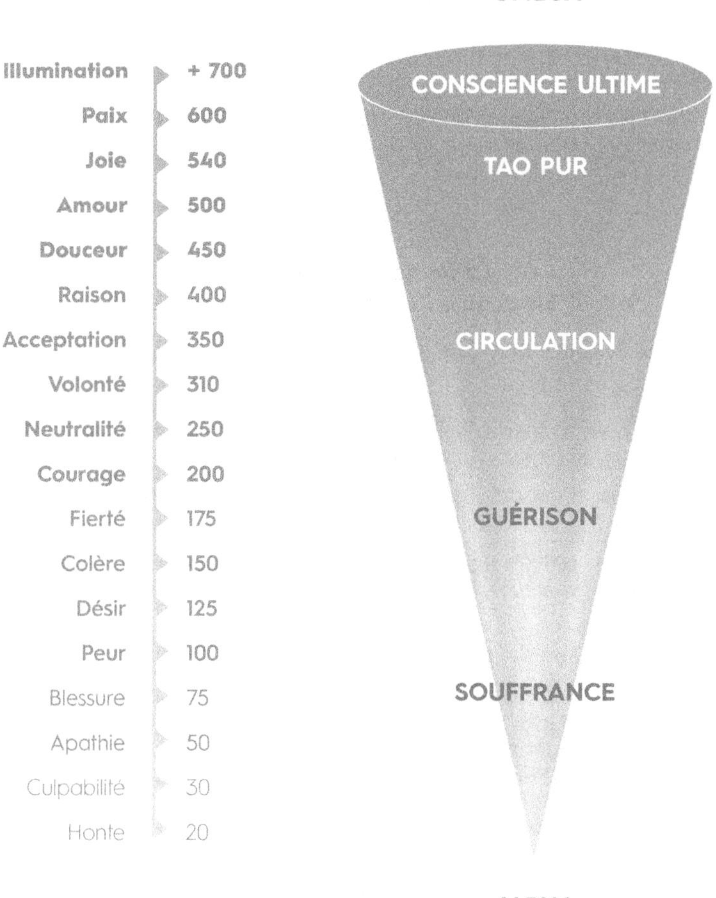

D'APRÈS L'ÉCHELLE DE LA CONSCIENCE ET DES ÉMOTIONS DE HAWKINS

Si l'on maintient en soi, dans son inconscient, colère, culpabilité et honte, par rapport à des événements du passé, cela diminue votre vibration, vous renferme et vous alourdit.

En comprenant ce principe, il devient évident que vous avez la capacité d'influencer positivement votre vie en activant la vibration désirée, et de déterminer la direction du travail qu'il vous reste à faire sur vous-même pour vous ouvrir à une vie agréable et légère, dans l'attraction et l'abondance naturelle de la vie.

4. La loi de polarité (mutable) : « Tout est double ; toute chose possède des pôles »

Tout a deux extrêmes ; les pôles opposés ont une nature identique, mais des degrés différents.

Comme l'écrit Marie-Pierre Mouneyres dans *Se libérer du passé… Oui, mais comment ?* (Nombre 7, 2019), « *tout est double. Toute chose possède deux pôles, deux extrêmes. Les pôles opposés ont une nature identique, mais des degrés différents. (…) Pour être plus précise : l'amour et la haine, oui et non, la paix et la guerre, la lumière et l'obscurité, positive et négative, l'énergie et la matière, le bien et le mal, la chaleur et le froid* ».

> « *Développer nos énergies féminines, c'est changer notre vibration, pour ajuster ce curseur.* » —MARIE-LAURE WILL

Plus vous ajusterez votre curseur féminin-masculin, plus vous élèverez votre vibration.

Imaginons un curseur avec les deux extrêmes de polarités féminine et masculine. Plus le curseur est centré, plus les polarités sont équilibrées et complémentaires. La femme qui vit cet équilibre a une vibration correspondant à la partie supérieure du tableau de l'échelle de la Conscience (voir plus haut dans ce chapitre les sept lois universelles). C'est une personne qui vit plutôt dans la joie, la plénitude, un état serein et créatif, qui se montre ouverte à la vie et confiante. Elle rayonne et sa présence est attractive et rassurante.

Si nos vibrations font partie de la partie inférieure de l'échelle, nous rôdons avec la honte, la culpabilité, le sentiment de rejet, d'humiliation, et le niveau vibratoire de notre corps est bas.

Dès que l'on est aux prises avec des émotions négatives, la vibration est basse, et il est important de réajuster son état d'esprit afin d'attirer à soi des situations et des relations meilleures. Sans cela, on tombe dans un cercle vicieux d'où il est difficile de sortir, à moins de se faire accompagner par un psychothérapeute, un énergéticien, un coach, un hypnotiseur, un praticien de l'EFT (Emotional Freedom Techniques) ou de l'EMDR (entre l'hypnose et la thérapie cognitive et comportementale), entre autres professionnels proposant une aide.

Tout est énergie, codes, « équilibre » et vous avez le pouvoir de modifier le curseur de vos polarités, pour vous sentir dans un état meilleur et vivre une meilleure relation à soi et aux autres. Et cela sans changer votre nature profonde ; bien au contraire, en sublimant votre personnalité et en dévoilant la partie de vous la plus lumineuse.

5. La loi du rythme (mutable) :
« Tout s'écoule, dedans et dehors ; toute chose
a sa durée ; tout évolue puis dégénère »

Nous pouvons observer cela dans le cycle menstruel de la femme, la naissance d'un enfant, l'existence de toute la nature qui nous entoure, l'eau, le soleil ; la croissance, le point culminant, la dégénérescence, la destruction, et ce jusqu'à la mort.

6. **La loi de cause à effet (mutable) :**
« Toute cause a son effet ; tout effet à sa cause »

Cette loi a été reformulée par Albert Einstein, qui disait que « les mêmes causes créent les mêmes effets ».

Cela signifie que tant que l'on pense et agit de la même façon, les mêmes résultats sont induits. Le résultat peut nous convenir, mais dans le cas contraire, il est temps de penser à faire autrement. Car en restant dans le même système, on n'évolue pas, on ne fait que tourner en rond. Pour changer de résultats, il est nécessaire de changer de paradigme, voire de sortir de sa zone de confort en se confrontant à de nouveaux modes de pensée. Eh oui, ce n'est pas simple, car cela demande d'accepter le défi du changement. Mais une fois en route, on y prend vite goût, car les résultats sont là !

7. **La loi du genre (mutable) : « Il y a un genre en toutes**
choses ; tout est basé sur le principe masculin et féminin ;
le genre se manifeste sur tous les plans »

Cette loi universelle mutable est présente dans toute la création, non seulement chez les êtres humains, mais aussi dans la nature qui vous entoure, les plantes, les minéraux, les molécules et les atomes. En chacun de vous, il existe une part masculine et une part féminine qui émergent.

En ce qui concerne l'être humain, nous retrouvons les qualités féminines et masculines mentionnées dans l'introduction du livre. Les qualités féminines sont relatives à la capacité de réceptivité, d'amour, de patience, d'intuition, de souplesse, de douceur, etc. Et les qualités masculines sont relatives à l'action, l'autonomie, la logique et l'intelligence, le pouvoir, l'action.

En chaque femme, il y a des qualités latentes d'un homme et, en chaque homme, des qualités latentes d'une femme. Et il est important de développer chacune de nos parts, masculine et féminine, de les équilibrer pour les harmoniser, afin de vivre une sorte de complétude avec soi-même qui permet de se reconnecter à sa paix intérieure. Et, but ultime : en étant en paix avec soi, on peut créer un monde de paix. C'est précisément l'objectif de ce livre : vous apprendre à rétablir l'harmonie facilement en étant reliée à ces lois. C'est une conscience à développer.

« TU SERAS UN HOMME, MA FILLE »

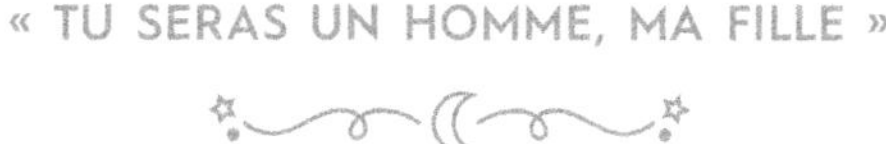

Cette citation fait référence au titre du poème de 1895 de Rudyard Kipling « Tu seras un homme, mon fils », qui a été détourné dans le titre d'un film documentaire réalisé en 2004 par Agnès Bert, mettant en lumière certaines familles dans le nord de l'Albanie, qui, ayant perdu père et fils, pouvaient élever une fille en homme. Selon moi, elle reflète bien l'évolution de notre société vers un modèle qui valorise encore et toujours plus les qualités masculines.

Mais revenons à l'histoire afin de mieux comprendre l'évolution de la femme et la situation de crise que nous vivons aujourd'hui dans les sociétés occidentale et orientale.

Il y a très longtemps, vers 35000 av. J.-C., la femme bénéficiait d'un respect considérable. À cette époque et durant les trente mille ans qui suivirent, elle était porteuse de création de vie par la maternité et était le pilier de la société en apportant des conseils de sagesse en termes d'éducation, de construction de la cité, de gestion des ressources alimentaires. Et Dieu était une femme !

Plusieurs millénaires s'écoulèrent et c'est vers 4000 av. J.-C. que la situation s'inversa. Les guerres, les conquêtes et les luttes amenèrent l'homme à redécouvrir le héros en lui et à retrouver leur rôle protecteur envers les femmes et les familles. Par ailleurs, en observant les animaux et le principe de reproduction de la nature, l'homme prit conscience qu'il était lui aussi acteur dans le processus de création, et que l'enfant né de la mère était un acte de création commun de la femme et de l'homme.

Et c'est ainsi que les hommes devinrent « *les représentants sur terre d'un dieu. Les hommes se devaient d'être productifs, efficaces, rentables, utiles. Être dans la maîtrise et le contrôle, y compris de la nature et de la Vie*[3] ».

Et le patriarcat s'installa de cette façon. La suprématie physique des hommes était désormais célébrée et honorée. L'homme manifestait des qualités de force, d'action, d'analyse, de stratège, de rapidité, d'organisation, de défense, autant de qualités que la femme ne possédait pas de façon aussi développée. Et la femme se laissa au fur et à mesure glisser dans un rôle de soumission en se croyant inférieure par rapport à l'homme et en perdant son pouvoir.

Plus tard, les femmes firent pire : elles essayèrent de ressembler aux hommes. La plupart des femmes des sociétés modernes du XXIe siècle sont ainsi devenues de vrais soldats prêts à bondir et à dresser une « liste de choses à faire le matin » et à développer des actions massives pour atteindre leurs objectifs de la journée. Une véritable petite entreprise à elle seule. La femme s'est développée à l'exemple de l'homme. Et elle est devenue un homme : Tu seras un homme, ma fille.

Et c'est ainsi que, progressivement, les femmes se sont perdues, elles se sont coupées d'elles-mêmes et de leur authentique nature. Elles ont oublié leur féminin, la part sacrée d'elles-mêmes, l'accueil, l'écoute, l'amour, le ressenti des émotions, la lenteur, la tendresse du lien, de la relation, l'émerveillement, la vulnérabilité, la bienveillance, l'initiation de la vie, etc.

Aujourd'hui nous vivons une crise existentielle de nos qualités féminines et masculines. Les femmes ne savent plus être femmes, et les hommes ne trouvent plus leur place d'homme. Malaises et mal-être s'enchaînent chez les deux sexes dans la société, les dépressions aussi, ainsi que les *burn-out* et autres *bore-out*, sans oublier les aspirations aux changements de vie.

---

3. Colin-Simard, V., *Masculin-Féminin, La grande réconciliation*, Albin Michel, 2013.

L'apprentissage de l'équilibre entre les valeurs du féminin et du masculin est une clé essentielle pour permettre de comprendre les crises que nous traversons aujourd'hui. Le monde a cruellement besoin de douceur, d'amour, de tendresse, d'écoute, de vivre ensemble dans un équilibre harmonieux dansant entre les énergies de la force et de la sagesse. Et la femme, en apportant au monde sa perspicacité et sa capacité à apaiser les situations de conflit, pourra contribuer à un nouvel équilibre avec l'homme pour créer un monde en paix.

LA COMPLÉMENTARITÉ DES ÉNERGIES FÉMININES ET MASCULINES

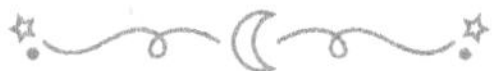

« Le masculin et le féminin sont comme les ailes d'un oiseau, ensemble ils élèvent le monde » **—MARIE-LAURE WILL, CITATION INSPIRÉE DE MATA AMRITANANDAMAYI DEVI, DITE AMMA**

L'homme et la femme sont sur terre pour être complémentaires : l'un est acteur, l'autre initie le mouvement. Ensemble, ils créent du bonheur et élèvent la vibration du monde. Mais encore faut-il que la femme ait conscience de son trésor intérieur.

Les femmes en général n'ont pas conscience de ce potentiel d'énergies féminines en elles. Aujourd'hui, nombreuses sont celles qui, ayant une faible estime de soi et se considérant inférieures par rapport à l'homme, cultivent un sentiment de dévalorisation et de culpabilité permanent. D'autres, pour échapper à « l'état de soumission », ont décidé d'endosser le rôle de l'homme, de développer une force masculine, et d'être « un mec » avec le lot de responsabilités qui va avec. Elles souffrent de cette déformation, car elles ne se sentent pas vraiment femmes ni vraiment hommes. Et ce conflit intérieur les maintient en permanence dans un inconfort. Pourtant, beaucoup d'entre elles aimeraient poser leur tête sur l'épaule d'un homme.

Ce n'est qu'en étant dans cet équilibre intérieur masculin et féminin que la femme va retrouver sa véritable dimension et s'ouvrir à sa féminité, son vivant, son cœur. Elle retrouvera la connexion avec son féminin intérieur, renouera avec ses énergies féminines, et sera en mesure d'exprimer la totalité de son être et de sa puissance. Elle laissera ainsi pleinement la place à l'homme dans la relation pour vivre aussi sa puissance.

Ce n'est pas l'un contre l'autre, mais l'un avec l'autre, « ensemble dans la même direction » comme l'écrit Antoine de Saint-Exupéry.

Dans le tableau suivant, vous trouverez la liste des neuf énergies féminines avec leur correspondance en énergie masculine. Ce sont des énergies complémentaires. Par exemple, l'énergie féminine de la douceur est complémentaire de l'énergie masculine de la force. L'énergie masculine n'est ni un défaut ni un opposé, mais complémentaire de l'énergie féminine.

FÉMININ	MASCULIN
Réceptivité	Contrôle
Douceur	Force
Sensualité	Distance
Compassion	Esprit critique
Lien	Indépendance
Intuition	Logique
Souplesse	Structure
Lenteur	Vitesse
Perméabilité aux émotions	Mental

Parfois, certaines femmes ont beaucoup d'énergie masculine, sont dans l'action et l'intériorisation leur fait défaut ; elles n'arrivent pas à se poser et restent là à ne rien faire pour profiter tout simplement de la vie. Pourtant, pour une bonne hygiène de vie (et une hygiène intellectuelle et émotionnelle), il est indispensable d'entretenir un bon équilibre entre l'« in » (soi) et l'« out » (l'extérieur).

Parfois, d'autres au contraire cultivent une tendance introvertie et ont du mal à créer du lien, à vivre la communauté. Aller vers les autres ou parler en public leur demande un effort.

Si l'une de ces énergies est défaillante, on se rend compte que l'on a du mal à se connecter à ses forces intérieures.

Le but ici est donc de réveiller les énergies manquantes ou insuffisamment développées, pour les équilibrer en s'appuyant sur les trois lois universelles.

ÉQUILIBRER VOTRE POLARITÉ FÉMININ-MASCULIN, POUR ÉLEVER VOTRE VIBRATION

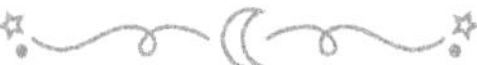

Ce que je vous propose de vivre dans ce livre, c'est un processus de transformation. Mais comprenez-moi bien : il ne s'agit pas de modifier votre nature profonde ou de changer votre identité ! Il s'agit d'ajuster le curseur sur l'échelle des polarités féminin-masculin, de le faire bouger vers la polarité féminine, pour un équilibre et une vie meilleurs.

C'est la raison pour laquelle une classification enfermante d'un profil « masculin » ou « féminin » serait à mon sens erronée. Chaque personne vit son propre équilibre interne du féminin-masculin.

Dans le cadre des jeux de polarité, la logique du sens féminin-masculin suit le principe électromagnétique de la physique. Cette théorie explique que la force magnétique, qui est féminine, vient en premier, suivie de la force électrique, qui elle est masculine.

Le sens dans le circuit des énergies part donc du féminin pour aller vers du masculin. Ainsi, l'énergie féminine initie le mouvement et l'énergie masculine est la force créatrice qui met en action et se manifeste dans le concret.

Pour mieux comprendre ce concept de transformation par l'équilibre, prenons l'exemple d'un circuit intégré.

UN ÉQUILIBRE QUI PROFITERA AU MONDE

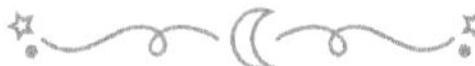

Le monde est en pleine mutation avec trois grands cycles de changement : le cycle du changement climatique, le cycle du changement économique, et le cycle lié au conflit humain. Selon l'auteur américain Gregg Braden, le monde n'avait pas connu une convergence de trois cycles en crise depuis plus de cinq millions d'années.

Dans ce conflit humain actuel, la présence de la femme (et surtout du féminin) joue un rôle important dans la venue d'une nouvelle façon de voir les choses, de concevoir les relations entre les êtres humains, en apportant plus d'apaisement et de recul face aux événements.

Si l'on ignore la nécessité de l'équilibre féminin-masculin, on s'expose aux risques de décisions erronées, gouvernées uniquement par les énergies masculines.

D'ailleurs, toutes les relations, absolument toutes, que ce soit celle que vous entretenez avec vous-même, vos relations sentimentales, conjugales, familiales, avec vos enfants et vos parents, et bien entendu celles dans l'entreprise, avec vos collègues, votre patron, et enfin vos relations dans la société en général, sont sous-tendues par cette loi de l'équilibre féminin-masculin.

Il est donc grand temps de réveiller et de redéployer nos énergies féminines. Mais où en sont ces énergies féminines chez vous ? C'est ce que nous allons mesurer dans les prochains chapitres.

·· DÉCRYPTAGE ··

Le circuit intégré est un composant électronique fait de petits circuits que l'on peut voir par exemple sur les cartes à puce. Pour faire simple, le circuit intégré est construit à partir d'une base et de multiples programmes binaires composés de polarités 0-1. Ensemble, ils permettent de réaliser un certain type d'action. Quand on modifie ou réorganise les polarités, on modifie le programme, mais cela ne veut pas dire que la base, le plan d'architecture et des schémas de fond du programme sur lequel est posé le circuit, soit altérée.

Imaginons à présent que le corps humain soit un grand plateau d'architecture et que l'on y mette toutes sortes de programmes binaires 0–1 organisés avec des informations cohérentes et logiques. Ces polarités donnent une forme (= un programme global), une histoire qui forme un tout, que l'on pourrait nommer « la personnalité de l'individu ». Parmi ces polarités 0-1 se trouvent les polarités masculine et féminine (M-F).

Quand on modifie le programme par la réorganisation des polarités M-F, on obtient un nouveau circuit correspondant à un nouveau profil de personnalité. La personne a développé une nouvelle personnalité à partir de ce qu'elle est profondément.

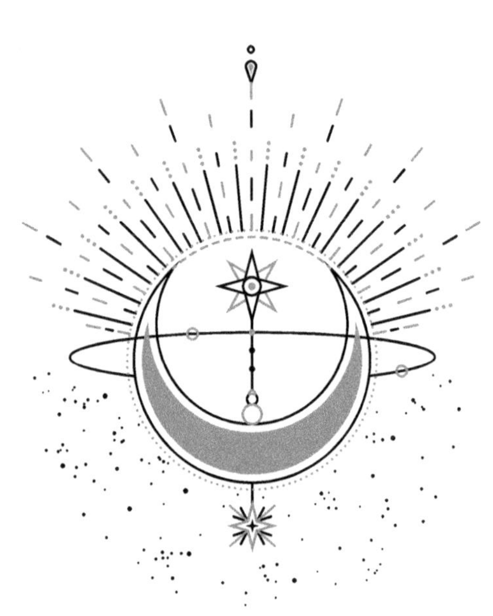

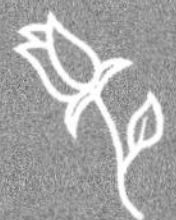

Partie 2

AVEZ-VOUS ENVIE DE DÉCOUVRIR LES INFINIES POSSIBILITÉS ENFOUIES EN VOUS ?

Établissez votre diagnostic et déterminez si vous êtes plutôt une femme introvertie, une Jeanne d'Arc, ou une Michelle Obama. Voyons où vous en êtes de vos neuf énergies féminines…

L'évaluation de votre énergie féminine et les outils apportés dans ce livre vous permettront de rééquilibrer votre énergie féminine-masculine afin d'améliorer les relations avec vous-même et avec votre entourage, et de commencer à réveiller, voire incarner, la puissance de la femme en vous.

Pour vous accompagner dans votre cheminement du diagnostic, voici les trois étapes successives à suivre :

— Dans un premier temps, je vais vous présenter chacune des neuf énergies féminines essentielles : en quoi elles consistent, pourquoi il est important de les réveiller et quelles sont leurs polarités masculines respectives.

— Dans un deuxième temps, je vais vous expliquer comment mesurer votre niveau d'énergie pour chaque énergie, à travers des exercices non quantitatifs basés sur le ressenti et l'observation.

Ne vous prenez pas trop au sérieux, c'est avant tout un moment de découverte de soi et de rencontre. Mettez-y de l'humour ! Moi aussi, je suis passée par là et j'ai eu envie de me juger par moments. Puis j'ai décidé de vivre cette expérience comme une découverte ludique, celle de notre richesse intérieure.

Vous pouvez faire ces exercices seule, ou avec une amie, ou en groupe d'amies. Faites-vous plaisir et amusez-vous !

L'idée est d'avoir une évaluation concrète sur un curseur de 1 à 10, de façon à ce que vous ayez une vision claire et précise d'un état des lieux de vos énergies actuelles et que vous sachiez dans quelle direction vous allez être amenée à développer les énergies féminines manquantes.

— À la fin de cette partie de diagnostic, vous trouverez un tableau récapitulatif à compléter. Où en êtes-vous dans votre vie ? Quelles sont les énergies dominantes ? De quelle tendance générale féminin-masculin êtes-vous ? Quelle énergie devez-vous réveiller ? Qu'est-ce qui vous paraît difficile ou pas ?

LES NEUF ÉNERGIES FÉMININES ESSENTIELLES

La Réceptivité

« *Comptons sur nos doigts les bonheurs reçus, pour ne pas en oublier un seul dans notre reconnaissance.* » **—ANNE BARRATIN**

En quoi consiste cette énergie ?

Selon la définition du Larousse, la réceptivité est « l'aptitude du cerveau à recevoir certaines stimulations ». L'énergie féminine de la réceptivité est une véritable centrale d'énergie à ressentir, à écouter en profondeur, à s'autoriser à recevoir, à lâcher prise, ce qui n'est pas toujours facile pour tout le monde.

Aujourd'hui, des techniques modernes comme le massage des bébés permettent de développer beaucoup plus tôt cette aptitude à ressentir. Ainsi, le petit enfant enregistre dans la mémoire de sa chair et dans ses cellules le bien-être de la réceptivité.

La réceptivité se développe en premier lieu dans votre vie, puis vous apprenez à réfléchir pour agir et recevoir. C'est l'histoire des trois cercles que j'ai découverte avec Max Piccinini[4].

---

4. Entrepreneur, auteur du best-seller *Réussite Maximum – 7 étapes pour transformer vos rêves en réalité* (Un Monde Différent, 2017) et coach de renommée internationale.

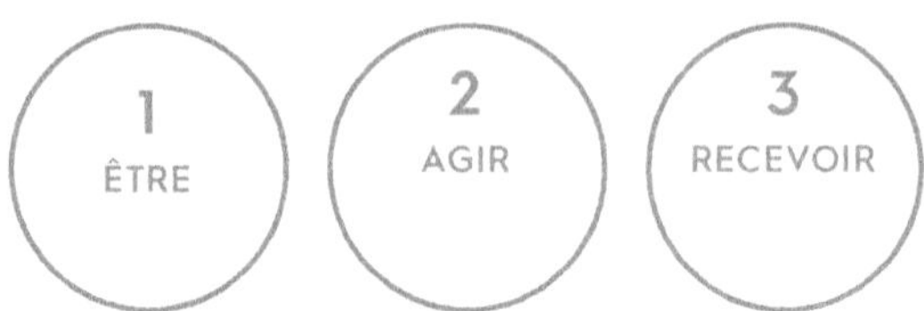

Pour se réaliser pleinement :

- nous avons toutes besoin d'être présentes à nous-mêmes, de ressentir ce que nous voulons vraiment ;

- pour agir dans la matière de façon ciblée et constructive ;

- pour ensuite recevoir les fruits de l'intériorisation du point (1), car nos actions sont cohérentes.

Suivre cet ordre et le connaître est donc nécessaire pour créer l'alignement dans votre vie et l'équilibre.

La femme possède cette qualité de réceptivité de façon naturelle, et se place donc au niveau (1) des trois cercles. Elle est avant tout dans l'être. Elle possède une facilité à ressentir et à recevoir, car ses capteurs sensoriels sont plus développés que la moyenne. C'est pour ainsi dire dans son principe féminin.

La femme est reliée aux énergies de la terre et en même temps à celles du cosmos. Il n'est plus à prouver qu'elle est en étroite connexion avec le cycle de la Lune. Les hommes aussi, bien entendu, sont connectés à la nature, mais la femme, par son principe électromagnétique, est en connexion magnétique avec la Terre et reçoit donc avec plus de facilité les énergies venant du champ terrestre et tout autour d'elle. Ces énergies étant très denses, la femme peut les ressentir plus sensiblement et rapidement. C'est sa fameuse « intuition » ou « sixième sens » bien connu.

Pourquoi est-il important de réveiller cette énergie ?

La réceptivité est l'énergie féminine fondamentale. Elle est le fondement de toutes les autres énergies, donc des huit autres énergies étudiées dans ce livre. Elle est l'énergie qui véhicule l'essence même de l'énergie féminine. Tant que vous vous efforcez de résoudre les problèmes de la vie en passant directement dans le cercle 2 de l'action, vous restez guidée uniquement par votre mental, sans être vraiment reliée à vos désirs profonds, ce dont votre corps a besoin et envie à cet instant précis. Il se forme une séparation entre ce que vous pensez et ce que vous êtes. Alors que c'est votre état interne émotionnel, vos sensations et vos désirs qui vont vous amener à définir ce dont vous avez besoin, pour la mise en action.

C'est cette énergie de réceptivité qui vous permet de canaliser votre énergie, d'être centrée, de réfléchir de façon juste, et d'agir avec justesse.

Si vous êtes en connexion avec cette énergie, toutes les autres énergies vont « découler » facilement et vous irez bien plus vite dans la révélation de votre puissance de femme.

Les femmes sont des fontaines de réceptivité pour la société. Nous l'étions déjà auparavant, mais nous n'en avions pas conscience. Aujourd'hui, l'heure est venue de révéler cette partie de nous pour développer l'ensemble de nos huit autres énergies essentielles.

La polarité masculine de la réceptivité : le contrôle

Le contrôle, c'est l'antidote de la réceptivité. De nombreuses femmes, et particulièrement celles qui évoluent dans le milieu des affaires, viennent me consulter pour apprendre à gérer leur besoin de contrôle. Elles trouvent qu'elles l'exercent trop sur leur vie et ne savent comment s'en défaire.

Dans les entreprises, on voit de plus en plus de femmes qui occupent un poste à haute responsabilité et gèrent en même temps l'organisation de la maison et des enfants. Rien d'évident à cela… La femme a dû apprendre à faire, à mettre en place, à mener des actions, à structurer, à se dépasser, car les responsabilités de la famille pesaient sur elle.

Cependant le risque est grand de glisser petit à petit vers un contrôle de tout. La référence dans le foyer devient la mère, au point que parfois les rôles s'inversent dans le couple. Le mari ne s'y retrouve pas, car c'est « la femme qui porte la culotte ». Même les enfants doivent passer par l'approbation de leur mère pour toute décision.

·· **DÉCRYPTAGE** ··

Quelques exemples de personnalités contrôlantes

Une femme contrôlante est dès le matin au taquet pour établir sa liste de tâches à faire pour la journée et donne des directives à son entourage. Elle ne se rend même plus compte qu'elle est devenue inaccessible et s'est mue en machine de guerre pour accomplir les tâches de la journée.

Il y a là une forme de déshumanisation : le contrôle rend cérébral et laisse peu de place à la spontanéité et à la tendresse du cœur.

En général, les personnes contrôlantes occupent des postes stratégiques dans les entreprises ou sont à la tête de leur propre structure. Elles se plaignent de porter beaucoup trop de responsabilités et se sentent responsables de tout, y compris des actes de leur entourage.

Les quatre niveaux de la réceptivité

NIVEAU 1 = Vous êtes peu réceptive, une grande partie de votre monde se passe dans votre tête et vous n'êtes pas en contact avec les ressentis votre corps. D'ailleurs, pour vous, « écouter son corps » vous semble complètement étranger, voire dingue.

NIVEAU 2 = Vous êtes peu réceptive, mais parfois, vous ressentez des sensations dans votre corps.

NIVEAU 3 = Vous êtes plutôt à l'écoute de vos ressentis, vous savez ressentir quand une situation ou une personne est bonne pour vous, ou quand elle ne l'est pas. Vous faites confiance à ce que vous ressentez puis vous réfléchissez à la façon d'aborder la situation.

NIVEAU 4 = Vous êtes hyperréactive, vous ressentez tout, partout où vous allez. Vous êtes hypersensible et parfois avez même des prémonitions, que ce soit à propos de situations ou de personnes.

La tendance extrême de la réceptivité est d'être hypersensible, au point que cela peut être difficile à vivre pour votre entourage (à moins qu'il ne soit composé d'hypersensibles comme vous).

La tendance extrême du contrôle est une personne hypercontrôlante, qui ne supporte pas l'imprévu, a besoin d'être au courant de tout, de savoir comment quelque chose marche, où elle va, quel est le chemin, pourquoi elle prend ce dernier, etc. Cela peut devenir tyrannisant pour l'entourage.

L'important est de trouver le juste milieu du curseur entre la capacité de réceptivité et le contrôle.

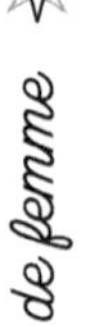

Paroles de femme

TÉMOIGNAGE D'ARMELLE « Auparavant, je planifiais tout, tout le temps, sept jours sur sept. Je ne cessais de courir toute la journée et j'enchaînais les actions les unes après les autres, telle une vraie business woman de l'entreprise et de la famille. Je voulais toujours avoir raison, avoir le dernier mot. Aujourd'hui, avec ce travail de transformation, je lâche prise, et je peux me laisser aller dans la confiance en la vie, la confiance aux autres. J'ai aussi développé de vraies capacités de ressenti, d'empathie, de claire connaissance. Et j'accepte beaucoup mieux les points de vue différents du mien. »

Comment mesurer le niveau d'énergie de la réceptivité ?

La réceptivité est une mesure en soi qui peut se faire quand on se trouve dans l'ouverture avec soi. Se mettre en réceptivité, c'est déjà positionner son corps comme une échelle de mesure. On ressent ou on ne ressent pas. Le corps devient un indicateur de la capacité à ressentir.

Bien entendu, cela ne peut se faire que quand vous êtes intéressée par ce que vous êtes amenée à évaluer. L'une des principales fonctions du cerveau humain est en effet le filtrage perceptuel : déterminer les points sur lesquels il faut porter l'attention et ceux à ignorer.

À VOUS DE JOUER !

Je vous propose de faire un exercice pour voir si votre capacité à ressentir est développée ou pas. Ce qu'il faut retenir, c'est que les deux composantes principales de la réceptivité sont « quoi » et « quand ». Sur votre curseur de 1 à 10, l'échelle de la réceptivité sera également fonction du « quoi » et du « quand ».

Prenez par exemple un symbole ou une couleur que vous aimez bien. Définissez à quelle émotion positive ce symbole vous ramène : de la joie, de la gaieté, du rire. Gardez en mémoire ce symbole et, pendant une journée entière, observez combien de fois vous le voyez, à quel moment, et quel effet il a eu sur vous.

À la fin de la journée, faites l'évaluation avec votre curseur féminin-masculin « Réceptivité – Contrôle » (p. 105). Vous constaterez vous-même si vous avez été attentive à ce symbole ou à cette couleur et si vous avez noté le moment où vous l'avez vu. Observez également votre état émotionnel général.

Je prends l'exemple du vert émeraude, une teinte que j'aime beaucoup. Cette couleur évoque pour moi les vacances au soleil, la mer, je laisse ce souvenir se raviver en moi et ressentir de la joie. Pendant toute la journée, je vais faire attention et repérer tous les éléments de couleur vert émeraude que je rencontre sur mon chemin. À la fin de la journée, je regarde mon petit carnet pour évaluer combien de fois j'ai vu et ressenti cette couleur quand je l'ai vue. Durant le voyage dans ce livre, nous évaluerons ensemble votre réceptivité quant aux huit autres énergies féminines : la douceur, la sensualité, la compassion, le lien, l'intuition, la souplesse, la lenteur et la perméabilité aux émotions. À chaque fois, nous allons évaluer l'énergie de cette manière : à quelle fréquence et à quelle intensité l'avez-vous ressentie ? Ainsi, vous aurez une vue d'ensemble de votre niveau d'énergie pour chaque énergie féminine, et cela construira votre diagnostic.

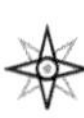

Paroles de femme

TÉMOIGNAGE DE PATRICIA « J'ai fait le ménage dans mon mental. Il y avait trop de pensées, des nuages gris remplis de particules, je me faisais des films, des romans. Aujourd'hui, j'ai recours à l'écriture, cela m'aide à clarifier. J'écoute mon dialogue intérieur. J'écoute les différentes parties de moi, la femme, la petite fille, la joueuse et parfois aussi la saboteuse qui veut défaire ce qu'elle a construit.

J'ai décidé d'être ferme dans mes relations avec les hommes, je pose mieux mon cadre parce que j'ai appris à me connaître, à connaître mes repères, à vivre mes émotions, à me connecter à moi-même. Professionnellement, j'ai eu une énorme prise de conscience, je souhaite changer de métier, j'ai décidé de faire des changements, car je ne suis plus en accord avec certaines valeurs de la médecine. »

La Douceur

« Si la douceur était un geste, elle serait caresse. »
—**Anne Dufourmantelle**

En quoi consiste cette énergie ?

Selon le Petit Robert, la douceur est la qualité de « ce qui procure aux sens un plaisir délicat ». Elle est avant tout une ambiance, une énergie qui se diffuse au-delà des mots et du toucher. Sa simple présence (à travers une personne, une musique, dans une pièce) crée un champ d'énergie de détente.

Avez-vous déjà ressenti cela ? Quand une personne d'une grande douceur entre dans la pièce où vous êtes et parle avec vous, vous ressentez de l'apaisement et une détente intérieure.

En présence de douceur, la voie de l'énergie ne rencontre plus d'obstacles, elle est celle de tous les accueils inconditionnels et de la compréhension profonde. Tout s'offre à vous comme par magie et se livre avec confiance et sérénité.

La femme possède cette qualité de douceur de manière innée. Même si elle n'est pas apparente, elle existe profondément en vous et ne cherche qu'à être dévoilée. La douceur est l'expression vivante de toute votre sagesse, de la paix. Elle est le fluide alchimique, le nectar de l'amour manifesté qui œuvre à l'ouverture du cœur et à la transformation profonde.

La douceur peut se ressentir par le toucher, par l'écrit, par la voix, par la vibration, par le son. La douceur, c'est un geste, la main qui se pose délicatement sur le bras, une caresse pour rassurer.

Pourquoi est-il important de réveiller votre douceur ?

Quand je regarde autour de moi, je m'aperçois que la douceur est rare, elle a disparu de l'horizon familial et éducatif.

Dans nos sociétés modernes, où le temps est une denrée rare, où tout va toujours plus vite, nous n'avons plus le temps de nous poser et de méditer, de prendre le temps de nous retrouver et d'être doux avec nous-mêmes.

Je me suis souvent demandé pourquoi la douceur ne faisait plus partie de nos vies, de notre éducation, de nos sens, de nos comportements ? Alors qu'elle pourrait apporter tellement d'apaisement dans nos relations.

En parlant avec les femmes au cours de mes différents voyages, je me suis aperçue qu'elles avaient éteint leur douceur au fil des années, car beaucoup d'entre elles ont dû se battre seules pour survivre et nourrir leurs enfants. Je pense aux familles monoparentales ou encore à celles où le père a du mal à jouer pleinement son rôle protecteur et nourricier. Toutes ces femmes ont été habituées à lutter, à se défendre contre l'inconnu : la vie leur a appris à être fortes ou plutôt à croire qu'elles pouvaient l'être.

Connaissez-vous des pays reconnus pour la douceur des femmes ? Pas vraiment, n'est-ce pas ? J'entends parler de contrées où les femmes sont actives, dynamiques, pleines de force et déterminées. Et vous qui lisez ces lignes en ce moment, pouvez-vous témoigner connaître votre douceur, être en contact avec elle ?

Cette douceur est tellement éloignée du mode de fonctionnement actuel que l'on a tendance à la confondre avec la mièvrerie, la mollesse ou à l'associer à des comportements qui pourraient être interprétés comme de la sensiblerie.

Pourtant, il existe des figures modernes et spirituelles comme la princesse Grace ou Amma qui irradient cette douceur et apportent ce sentiment intense de bien-être.

Dans les temps anciens (l'antiquité égyptienne, l'antiquité grecque, les traditions amérindiennes et bien d'autres encore), les femmes se retiraient pour prendre du temps entre elles, se chouchouter et se donner beaucoup de tendresse et de douceur.

Des transmissions se faisaient en cercle fermé, des prières, des mantras étaient transmis de cette façon de mère en fille, de fille en petite-fille... Et cette culture, cette tradition de transmission a toujours été forte, quelle que soit l'origine de la femme.

C'est l'une des raisons pour lesquelles il est crucial que la femme se reconnecte avec sa douceur : pour qu'elle la transmette, qu'elle la fasse vivre à travers elle afin d'apporter un apaisement dans sa famille et dans le monde.

La polarité masculine de la douceur : la force

Dans des situations de crise, la force peut être utile pour relancer le mouvement, apporter une nouvelle dynamique. C'est le cas quand il faut remotiver les troupes après une période de restructuration de l'entreprise.

Être dans la force ne signifie pas que l'on n'a pas de douceur. C'est simplement que c'est une habitude installée en soi : on met de la force lorsque l'on veut obtenir quelque chose.

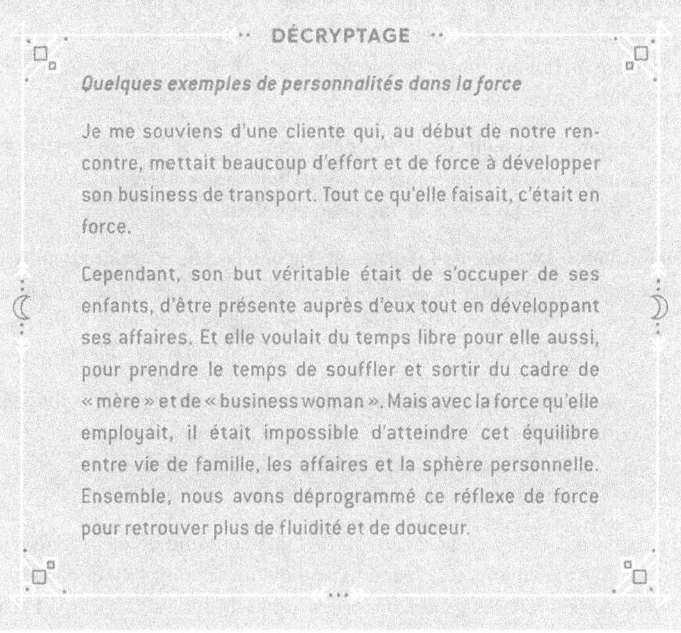

Les quatre niveaux de la douceur

NIVEAU 1 = Vous avez peu de douceur, et votre première réaction va être de faire les choses en force. Vous êtes un véritable bulldozer dont on aime bien s'entourer pour faire tomber les murs.

NIVEAU 2 = Vous avez peu de douceur, mais parfois vous ressentez le besoin d'en recevoir un peu pour vous encourager.

NIVEAU 3 = Vous êtes plutôt douce, tout en étant ferme. On apprécie votre présence, car on se sent en sécurité.

NIVEAU 4 = Vous êtes un chou à la crème, vous êtes madame douceur, vous prenez tout ce qui vient vers vous sans opposer la moindre force. La vie est un flot continu et vous vous laissez totalement guider au gré du vent et des situations.

La tendance extrême de la douceur consiste à ne pas se mettre au défi, à ne pas monter au créneau pour défendre ses intérêts. Ce type de personne vit les situations de façon un peu détachée.

La tendance extrême de la force est au contraire de vouloir tout mettre en œuvre tout de suite, ne pas perdre de temps et y aller, alors qu'il peut être bon de se poser et de réfléchir aux actions nécessaires. Parfois, pour l'entourage, ce type de personne semble un peu trop « électrique ».

L'important est de trouver le juste milieu sur le curseur entre la douceur et le contrôle.

Comment mesurer le niveau d'énergie de la douceur ?

Il existe deux types de personnes. Certaines ont une douceur innée. Je pense, par exemple, à une jeune femme qui a pourtant grandi dans une famille où l'on fait des gestes brusques, on parle avec agressivité et crie beaucoup pour s'exprimer, alors qu'elle-même a toujours eu une grande douceur dans son expression. D'autres personnes n'ont pas appris à être dans la douceur, et leurs capteurs sensoriels ne se sont pas encore développés.

L'énergie de la douceur s'apprend, elle s'éduque pour distinguer ce qui est doux et rugueux. Beaucoup plus de personnes qu'on ne le croit ne sont pas conscientes qu'elles ne ressentent pas le doux, le bon, tellement elles sont habituées à ressentir du dur, du rugueux, du désagréable.

Les sensations sont donc déformées et il est important d'ajuster ses capteurs sensoriels. Si vous pensez que vous n'avez pas de sensations, alors c'est un nouveau cadeau de la vie pour vous, car c'est l'occasion de commencer à chercher à les développer. La douceur se mesure de façon très simple en se connectant à votre corps, en vous rendant réceptive à ce qui est. Quelle que soit la qualité que vous souhaitez développer en vous, elle dépendra de votre capacité à être en contact avec votre ressenti de la peau et du corps, à sentir les sensations et à les identifier. C'est pourquoi je vous invite à observer la qualité de la peau de votre corps. Si elle est douce, il y a de fortes chances que vous ayez une douceur innée, perçue par votre entourage.

Si au contraire elle est sèche ou rugueuse, cela peut être le signe d'une carence de douceur en soi, vis-à-vis de soi en premier. Sans doute ne prenez-vous pas assez soin de vous, ne prenez-vous pas le temps de passer de la crème ou un fluide hydratant. Il est possible aussi que l'alimentation soit en cause, car la peau est le reflet de la qualité alimentaire, mais à nouveau, prendre soin de son alimentation, c'est prendre soin de soi.

Il est possible aussi que ce ne soit pas une douceur manifestée, qui ne se ressent pas ni ne se voit en raison de votre éducation, des événements de la vie qui vous ont malmenée, ou du fait que vous vous êtes inconsciemment protégée. Mais sachez que cette douceur reste présente en vous, prête à éclore comme un bourgeon.

S'il n'est pas facile pour vous de savoir si votre peau est douce ou pas, parlez-en à vos amies et organisez une soirée spéciale douceur. Faites un petit tour en mode test en leur demandant de toucher votre peau du bras. La peau est un excellent condensateur et émetteur de vibrations. La douceur ressentie au toucher procurera immédiatement à vos amies une sensation agréable ou désagréable, et elles vous le diront spontanément.

Osez demander sans vous sentir jugée, c'est juste un jeu. Apprenez aussi à mettre du « fun » dans vos exercices !

Bien sûr, il s'agit d'une méthode simple et non scientifique, d'un test de sensation aléatoire. Mais c'est bon aussi de se laisser guider par son ressenti et de le faire dans la joie.

Prenez votre échelle de 1 à 10 (p. 105) et évaluez à présent la douceur de votre peau sur le curseur féminin-masculin « Douceur – Force ».

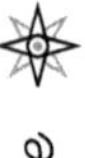

TÉMOIGNAGE DE MARGUERITE « Je vis l'éveil de l'amour. Des changements d'habitudes du passé se sont opérés, un nouveau rythme de vie, je suis plus à l'écoute de qui je suis maintenant.

Je réfléchis aux projets positifs que je pourrais mettre en place, des projets qui contribuent à l'évolution du monde. Je me libère. Je me suis détachée du lien ombilical non seulement avec mes parents, mais aussi avec mes enfants. J'arrête d'être en attente, je veux vivre ma vie.

Je sors de la croyance que je suis liée à ma famille : je lâche le contrôle. Je participe à des actions sociales dans ma communauté. À 54 ans, je sors aussi avec des copines, car je me sens très appelée par l'énergie féminine. Je me prépare tranquillement au changement. La femme était endormie. Il y avait un blocage au fond de moi, un point sombre s'est éclairé, j'ai posé l'intention et cela s'est produit. »

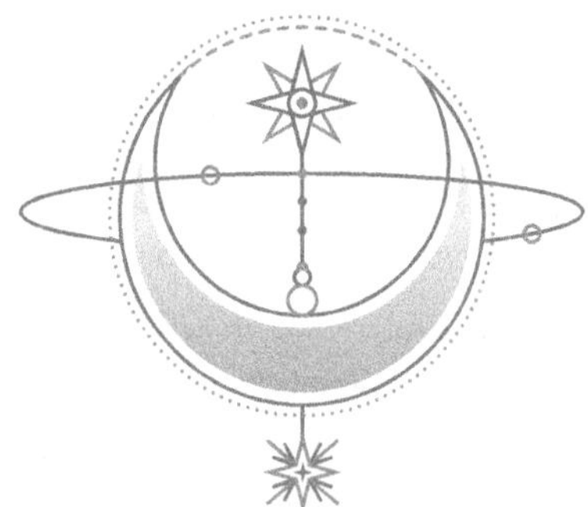

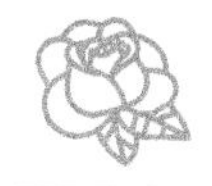

La Sensualité

*« Les espaces entre les doigts ont été créés
pour laisser une autre personne les combler. »*

En quoi consiste l'énergie féminine de la sensualité ?

Une des énergies féminines qui exprime le plus l'aspect féminin est la sensualité. J'adore cette énergie de feu, passionnée qui active le désir ! Parce qu'elle regorge de vivant et de soleil. La sensualité, c'est la fougue, la rondeur, la volupté, la grâce, l'animalité, etc. Elle sent bon le plaisir. Elle est partout à la fois, envoûtante, hypnotisante, secrète et cachée.

Mais qu'y a-t-il sous cette sensualité tellement rejetée ?

Pendant longtemps, la sensualité de la femme a été refoulée en Occident, car elle représentait l'animalité, le sauvage, l'aspect instinctif de la femme, et cela faisait peur. Comme s'il s'agissait d'un virus que l'on cherchait à fuir. Comme si l'on imaginait un énorme monstre tapi sous la véritable personnalité de la femme qui, d'un seul coup, pourrait surgir et avoir le pouvoir de faire perdre la raison (on dit bien des femmes sensuelles qu'« elles font tourner la tête »), de manipuler les sentiments, de chauffer les émotions et de faire voler en éclat l'éducation.

Bien évidemment, le « politiquement correct » préfère une éducation bien propre et lisse, un corps apprivoisé et maîtrisé, voire contrôlé, pour ne pas laisser échapper la moindre émotion et sensibilité.

Avez-vous déjà eu cette sensation dans votre entourage ?

Pourquoi est-il important de réveiller cette énergie ?

La partie sauvage de l'être humain a toujours fait peur, car elle est inaliénable et imprévisible. Pourtant, c'est dans cette énergie du sauvage que se concentre la plus grande source d'énergie vitale. Elle est intense, elle danse, elle tourne, rebondit, vit au rythme des émotions et du cœur. On pourrait même dire que la sensualité est un hymne à la vie !

Le plaisir aussi est une notion rejetée dans la société, comme si on commettait un péché de ressentir du plaisir. Or notre peau est faite de millions de capteurs, qui ont été conçus pour ressentir le plaisir et le vivre. Lorsque nous ne sommes pas en contact avec cette énergie, un canal important de notre vitalité est fermé. Mais nous n'en avons pas conscience.

C'est comme cela que beaucoup de femmes se plaignent de maux dans le corps, parce que le mental prend le contrôle sur l'énergie de vie du corps. Il y a une forme d'interdiction à se laisser aller au plaisir et au désir.

On parle surtout de la sensualité en faisant référence au corps et à la sexualité. Cependant, la sensualité peut se vivre sans être forcément connotée à un acte sexuel. Elle peut être libre et se vivre naturellement dans le quotidien par des gestes gracieux, fins, élégants, un regard discret et charmant.

La sensualité est comme une onde vibratoire du vivant qui parcourt tout le corps. Si l'on se coupe de cette onde, on abandonne une partie de soi et de sa féminité. Et c'est important de se reconnecter à elle, car c'est un moteur essentiel de notre évolution et le signe de notre présence au monde.

Le Dr Catherine Solano, sexologue et psychologue (*Psy, Sex et Fun*, Tornade, 2007), va plus loin encore. Pour elle, la sensualité n'est pas seulement une preuve de présence harmonieuse au monde, elle est le propre de l'humain : « *Nous seuls avons le pouvoir de cultiver notre sensualité dans le but de procurer du plaisir, à nous-mêmes ou aux autres*, estime-t-elle. *Nous seuls pouvons rechercher ce qui nous plaît, créer nos plaisirs, les imaginer, les mémoriser, les partager.* »

La polarité masculine de la sensualité : la distance

La distance est l'éloignement que l'on maintient entre soi et une personne, ou avec soi-même. On maintient à distance parce que l'on ne veut pas que l'on s'approche de nous.

J'ai rencontré des centaines de femmes qui m'ont confié qu'elles n'arrivaient pas à se laisser approcher par leur mari. Elles avaient besoin de maintenir une distance avec lui comme pour se sentir en sécurité.

Cela se voit à leur façon de se comporter, de se pencher pour embrasser une personne, à leur démarche, avec un buste plutôt raide. Parfois ce sont des blessures d'enfance qui amènent la femme à se replier sur elle et à ne pas se laisser approcher.

Pourtant plus on maintient de la distance autour de soi, plus cela ébranle notre croyance de sécurité et renforce notre besoin de distance. Or cette dernière n'est pas un défaut : prendre de la distance permet d'avoir du recul sur les personnes et les situations.

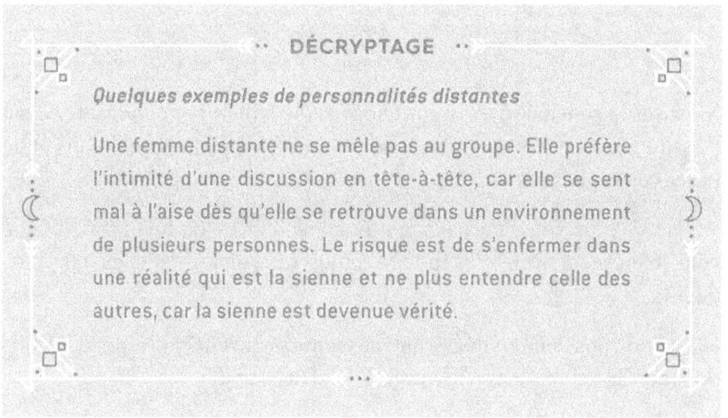

·· DÉCRYPTAGE ··

Quelques exemples de personnalités distantes

Une femme distante ne se mêle pas au groupe. Elle préfère l'intimité d'une discussion en tête-à-tête, car elle se sent mal à l'aise dès qu'elle se retrouve dans un environnement de plusieurs personnes. Le risque est de s'enfermer dans une réalité qui est la sienne et ne plus entendre celle des autres, car la sienne est devenue vérité.

Les quatre niveaux de sensualité

NIVEAU 1 = Vous êtes peu sensuelle, votre mode de réponse passe souvent par la force pour résoudre quelque chose.

NIVEAU 2 = Vous êtes peu sensuelle, mais vous avez parfois des comportements un peu coquins.

NIVEAU 3 = Vous êtes plutôt sensuelle et aimez aussi manifester votre présence avec force.

NIVEAU 4 = Vous êtes ultra-sensuelle, vous réveillez tous les hommes sur votre passage, au point que cela agace les femmes autour de vous.

La tendance extrême de la sensualité est d'être constamment dans la recherche d'approbation ou de reconnaissance, d'être vue pour son charme. Le risque est de tomber dans le narcissisme.

La tendance extrême de la distance est de ne se laisser approcher par personne, de vivre recluse et loin de la vie sociale.

L'important est de trouver le juste milieu sur le curseur entre la sensualité et la bonne distance.

Comment mesurer le niveau d'énergie de la sensualité ?

Mesurer la sensualité n'est pas chose aisée à faire par soi-même. C'est pourquoi je vous propose plutôt de répondre à quelques questions et de noter vos réponses.

— Aimez-vous votre corps ? Si oui, quelle est la (ou les) partie(s) que vous préférez de vous ? Décrivez ce que vous aimez dans les moindres détails.

— Quand vous vous touchez, que ressentez-vous de votre peau ? De la douceur ? De la rudesse ? Du velours ? Du rejet ?

— Quel est le parfum de votre peau ? Avez-vous déjà senti votre peau ? Quelle odeur avez-vous ? L'aimez-vous ?

– Si vous n'aimez pas votre corps, pourquoi ne l'aimez-vous pas ? Qu'est-ce que vous refusez de vous ? Qu'est-ce qui vous gêne ?

– Observez vos mains. Votre cou. Vos jambes. Votre dos. Vos yeux. Que ressentez-vous ? Attraction ? Répulsion ?

– Quand vous vous regardez dans les yeux, que ressentez-vous ? De l'éviction ? De la tendresse ? De la peur ?

– Avez-vous l'impression de vivre dans la légèreté ? D'être rayonnante quand vous marchez ? D'attirer le regard ?

– Aimez-vous porter des vêtements féminins dévoilant un peu les courbes de votre corps ?

– Aimez-vous les chaussures stylisées qui mettent en valeur votre cheville et vos pieds ?

– Quand un homme vous touche la main et qu'il entend votre voix, que vous dit-il ?

Quand vous aurez fini de répondre à ces dix questions, ressentez ce que cela vous a fait. Ne vous jugez pas, il s'agit juste d'observer. Puis indiquez spontanément sur le curseur féminin-masculin « Sensualité – Distance » (p. 105) un niveau de 1 à 10 pour évaluer votre sensualité.

Paroles de femme

TÉMOIGNAGE DE CARINE « Avant, je n'étais pas à l'aise avec moi-même, aujourd'hui j'ose plus. Je me suis regardée nue et je me suis vue femme avec sincérité, cœur et franchise. »

TÉMOIGNAGE D'HELENA « Je n'ai plus peur, je peux me laisser aller... Avant la transformation, j'étais mal, j'étais une personne noire, pessimiste, perdue, dépressive. J'avais peur de sortir de chez moi, je ne voyais personne. J'évitais de parler aux gens. J'ai vécu plusieurs ruptures de contrats professionnels, et je me cherchais, je me sentais harcelée. Je pensais que ma transformation allait prendre des années avant que je me sente mieux. Mais après seulement neuf

mois, ouah ! Je parle de tout avec tout le monde, je me sens tellement à l'aise. C'est incroyable pour moi et inespéré. D'ailleurs, un ami a remarqué l'évolution de la femme en moi.

J'ai ressenti le besoin de m'occuper à nouveau de mon corps, de me remettre au sport. Et j'ai trouvé du travail comme hôtesse à côté de mon job de commerciale dans une entreprise, ce qui me permet de rencontrer beaucoup de monde. Et encore mieux, j'atteins le double, voire le triple des objectifs commerciaux qui m'étaient fixés. J'ai même de nouvelles propositions, j'ai le choix !

Aujourd'hui, mon objectif est de mettre en place trois sources de revenus différentes : mon travail en CDI, mon job pour le plaisir et mon business dans la création.

Mes amies me disent : tu es femme, tu es épanouie, tu es joyeuse, tu respires le bonheur. Quelle métamorphose ! »

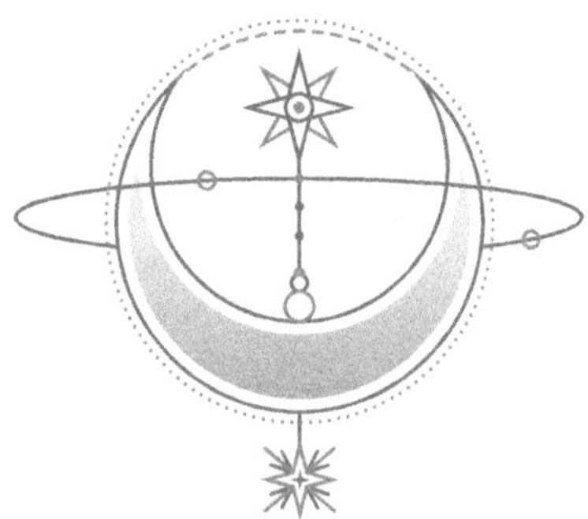

La Compassion

« Mon but dans la vie n'est pas simplement de survivre, mais de prospérer et de le faire avec passion, compassion, humour et une certaine classe. » **—MAYA ANGELOU**

En quoi consiste l'énergie féminine de la compassion ?

J'ai beaucoup observé Amma. Je voulais comprendre comment elle donnait autant d'amour aux personnes qui venaient la voir.

Cette figure spirituelle indienne a embrassé des dizaines de millions de personnes partout dans le monde depuis une trentaine d'années, monté des œuvres caritatives et humanitaires pour les enfants, les personnes âgées, construit des universités qui sont devenues les plus prestigieuses en Inde, conseillé les organisations les plus influentes comme l'ONU. Elle ne possède rien en nom propre, se contente d'un simple tapis pour dormir et d'une lampe pour lire les lettres des dévots. Elle donne de l'amour d'une façon illimitée durant plusieurs heures sans s'arrêter, buvant et s'alimentant très peu. Mais d'où tire-t-elle donc toute cette force ? Elle ne s'épuise jamais, alors qu'elle ne prend que quelques heures de repos, et dit que l'amour est le nectar de vie et qu'elle se ressource ainsi.

Bien que ce soit un être « hors normes » et qu'elle soit reconnue pour être une sainte, il faut bien avouer qu'Amma est une femme aux qualités extraordinaires d'amour désintéressé et de don permanent.

Elle représente pour moi la femme dans toute sa grandeur et toute sa puissance. La femme de la tendresse, de l'amour et de la compassion, celle de la joie et de la discipline, de la force et de la douceur. Car elle n'est pas seulement une mère nourricière d'amour, mais aussi un guide et une bâtisseuse.

Quand j'essaie de m'inspirer d'elle, d'aimer sans juger et d'être réellement présente avec la personne qui est en face de moi, je me sens si petite en amour. Pourtant, je reste convaincue que c'est cette alliance entre l'amour divin et l'amour terrestre qui permet réellement d'incarner au plan le plus élevé la femme en nous : la femme initiatrice de l'amour.

L'amour véritable ne demande rien, ne cherche rien, n'impose rien. Il accueille ce qui est, tel que c'est, sans chercher à le déformer ou à le transformer. Juste être en amour et en compassion pour les personnes.

Pourquoi est-il important de réveiller cette énergie ?

Connaissez-vous une personne qui ne recherche pas la compassion ? Qui ne cherche pas à être aimée et considérée dans sa souffrance ?

La compassion est un sentiment à la fois inextricable et très simple. Tellement simple qu'il nous est inaccessible et que notre quête permanente nous cause parfois toutes sortes de déboires, de mésaventures, d'espoirs déçus, de frustrations et de désillusions qui nous poussent à renoncer au miracle de l'amour.

Dans le dictionnaire, la compassion est définie comme « un sentiment par lequel un individu est porté à percevoir ou à ressentir la souffrance d'autrui, et poussé à y remédier, par amour ou morale ».

Chaque individu a sa propre perception de la compassion et sa définition. Je crois intimement que, comme le dit l'auteur et réalisateur québécois Roger Fournier, « le miracle de l'amour, ce n'est pas d'aimer un homme ou une femme : c'est de s'aimer soi-même juste assez pour être capable d'aimer vraiment une autre personne ».

Donc la compassion, parfois considérée comme un sentiment proche de l'empathie, a une place majeure dans la relation à soi, la relation à l'autre, et c'est certainement la qualité féminine la plus importante, car sans compassion, il ne se passe rien. Rien ne se crée, rien ne se met en mouvement pour aller vers une situation meilleure sans la compassion prenant source dans l'amour véritable.

Mais pourquoi l'énergie de la compassion est-elle importante pour la femme ? Cette dernière détient en elle les qualités de la compassion, de l'amour universel, qui a la force de soulever les montagnes, de transcender les arbres et de briser les rochers. C'est un amour dont la nature même est une source infinie d'amour et de création de vie.

L'amour d'une femme pour son enfant est infini, et c'est cet amour qui aujourd'hui est appelé à prendre place dans la société moderne, à se mettre en action dans le couple, dans les entreprises, pour apporter un nouvel équilibre et une harmonie dans les relations entre hommes et femmes.

La sagesse originelle va bien au-delà de ce que l'on pourrait imaginer. Elle est là, tapie en nous depuis des siècles, dans l'attente d'être réveillée et éveillée à notre rôle de femme sage, divine, gracieuse et ambitieuse, dont le rôle est d'apaiser et de temporiser les situations, de prendre du recul, d'apporter des solutions qui ont du sens, d'ouvrir le champ des possibles, de transformer l'ancien en nouveau, et de contribuer à la construction d'une nouvelle conscience collective unie dans le lien et l'amour.

L'action de compassion et d'amour d'une femme produit un effet catalyseur. Nous sommes donc amenées à jouer un rôle essentiel d'harmonisation sur Terre.

La polarité masculine de la compassion : l'esprit critique

L'esprit examine, analyse en permanence la logique et l'authenticité d'un texte, d'un sujet, d'une parole, d'un comportement.

Il est celui qui va aller jusqu'au bout de son raisonnement pour être certain de l'authenticité de ce qui lui est présenté. Sa réflexion est basée sur le mental et ne se laisse pas toucher par l'affectif.

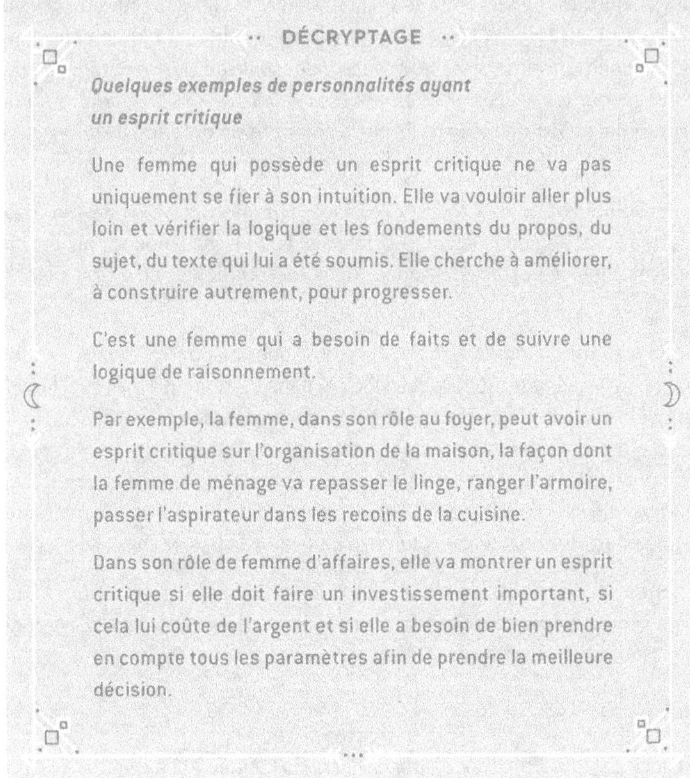

·· DÉCRYPTAGE ··

Quelques exemples de personnalités ayant un esprit critique

Une femme qui possède un esprit critique ne va pas uniquement se fier à son intuition. Elle va vouloir aller plus loin et vérifier la logique et les fondements du propos, du sujet, du texte qui lui a été soumis. Elle cherche à améliorer, à construire autrement, pour progresser.

C'est une femme qui a besoin de faits et de suivre une logique de raisonnement.

Par exemple, la femme, dans son rôle au foyer, peut avoir un esprit critique sur l'organisation de la maison, la façon dont la femme de ménage va repasser le linge, ranger l'armoire, passer l'aspirateur dans les recoins de la cuisine.

Dans son rôle de femme d'affaires, elle va montrer un esprit critique si elle doit faire un investissement important, si cela lui coûte de l'argent et si elle a besoin de bien prendre en compte tous les paramètres afin de prendre la meilleure décision.

Les quatre niveaux de la compassion

NIVEAU 1 = Votre tendance est plutôt d'être une femme à l'esprit critique. Une seule chose compte pour vous, c'est la logique et la vérité. Une grande partie de votre monde se passe dans votre tête et vous êtes peu en contact avec votre partie affective.

NIVEAU 2 = Vous êtes plutôt une femme à l'esprit critique. Cependant, une partie de vous reste sensible à l'irrationnel.

NIVEAU 3 = Vous êtes une femme ouverte de cœur. Vous aimez également avoir un « retour » critique pour avancer dans votre projet afin de prendre les bonnes décisions.

NIVEAU 4 = Vous êtes une femme totalement dévouée et dans le cœur. Vous ne remettez pas en question la portée de cœur ni la sincérité d'un projet. Même s'il fait appel à des connaissances que vous n'avez pas, vous y croyez et y allez.

La tendance extrême de la compassion est de se laisser submerger par les émotions de l'autre et de vouloir à tout prix le sauver. Ce comportement peut être négatif même si l'intention était bonne au départ, car se positionner en « sauveur » pour quelqu'un d'autre ne rend pas service, et l'on se désaligne. C'est un décentrage et la perception de la réalité s'en trouve modifiée.

La tendance extrême de l'esprit critique est de vouloir à tout prix avoir raison et remettre tout en question constamment, jusqu'au moindre détail. Cela peut devenir vite pénible pour l'entourage et créer une distance, voire un rejet, car cela peut devenir un élément bloquant du projet.

L'important est de trouver le juste milieu sur le curseur entre la compassion et l'esprit critique.

Comment mesurer le niveau d'énergie de la compassion ?

La compassion, c'est avant tout la capacité d'ouverture du cœur. Plus il s'ouvre, plus vous rencontrez le cœur des autres.

Quand vous vous sentez bien dans votre cœur, l'envie d'aimer tous ceux que vous croisez devient furieuse. Vous avez envie d'aimer tous les êtres qui vous entourent, animés et inanimés, les arbres, les plantes, la mer, le vent, les animaux. Parfois, sans rien vous demander, plusieurs personnes viennent alors vers vous pour vous proposer leur aide afin que vous vous sentiez mieux, plus à l'aise, soulagée.

Il y a trois façons de mesurer le niveau d'énergie de la compassion.

- d'abord par la compassion que vous apportez ;

- puis par la compassion que vous recevez ;

- enfin par la compassion que vous vous accordez.

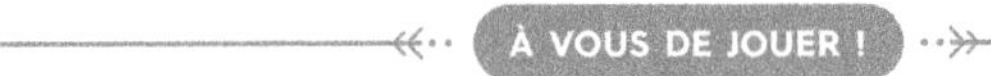

Pour chacune des cinq questions suivantes, je vous invite à mesurer votre niveau de compassion avec le curseur sur une échelle de 1 à 10, puis de faire une moyenne.

— Avez-vous l'habitude de rendre spontanément service à des personnes qui sont dans le besoin, que vous croisez dans la vie quotidienne ? C'est-à-dire des personnes que vous croisez dans la rue, dans le métro, qui portent un bagage lourd et qui ont besoin d'un soutien ?

— Vous arrive-t-il de ressentir de la gratitude pour ce que vous recevez de positif dans votre quotidien ?

— Prenez-vous le temps de vous remercier ?

— Voyez-vous le verre à moitié plein plutôt qu'à moitié vide ?

— Prenez-vous du recul sur la situation que vous vivez et voyez-vous ce que vous avez déjà reçu, plutôt que de braquer vos pensées sur ce qui vous manque ?

Évaluez chacune des questions sur le curseur féminin-masculin « Compassion – Esprit critique » en attribuant un chiffre de 1 à 10. Faites une moyenne (totalisez le chiffre obtenu pour chaque question et divisez par cinq) et vous verrez si vous êtes plutôt dans la tendance de la compassion ou plutôt celle de l'esprit critique.

Reportez ce chiffre sur le curseur que vous trouverez p. 105.

Si vous prenez l'habitude de faire cela, vous verrez que la vie prendra une tout autre forme. C'est la même chose concernant les personnes : soit je « branche » mon esprit sur des gens qui ont dit du mal de moi, soit je décide de rester connectée aux paroles aimantes et rassurantes que j'ai reçues.

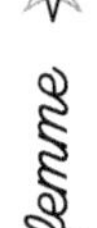

Paroles de femme

TÉMOIGNAGE DE MARIANNE « J'avais grandi pour les autres, pour adoucir leurs souffrances, j'étais là pour arrondir, pour être la personne caoutchouc qui fait tampon. Je n'avais pas conscience de ma valeur, je n'existais pas. Aujourd'hui, je me sens riche, je m'aime moi, je me nourris de beau, de bon ; je masse mon corps tous les jours, je fais mes rituels du matin et du soir. Je ressens de la compassion envers moi-même. C'est une sensation particulière, je me sens pleine, remplie de bon et embrassant mon passé avec amour. Et j'écris tous les jours dans mon cahier d'auto-louanges. Ce n'est pas du sang qui coule dans mes veines, c'est de l'encre ! »

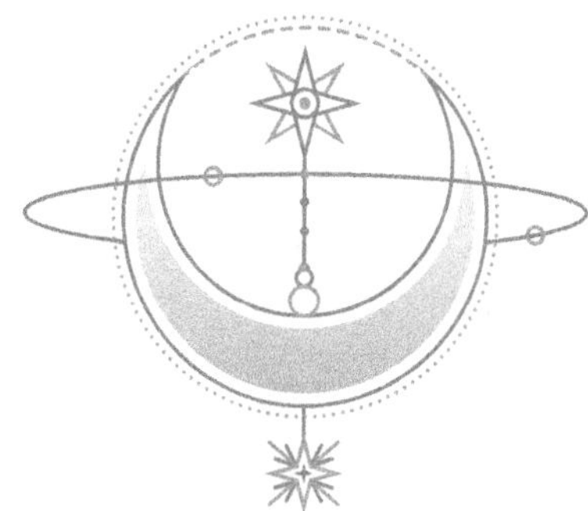

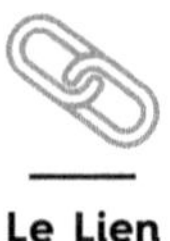

Le Lien

*« Le lien est un amour que l'on ressent non seulement envers
ses propres enfants, mais aussi envers toutes les personnes, animaux
et plantes, rochers et rivières – un amour étendu à l'ensemble
de la nature, à tous les êtres. En effet, à une femme dont l'état
de la vraie maternité s'est réveillé, toutes les créatures sont
ses enfants. »* **—AMMA**

En quoi consiste l'énergie féminine du lien ?

Le lien est une notion tellement banale dans notre vie quotidienne qu'il passe presque inaperçu. Certaines personnes diront « Le lien ? Oui, bien sûr, avec mes amies, nous nous voyons régulièrement, nous sommes en lien, et nous avons nos petits rendez-vous mensuels... » Oui, mais encore... ?

Le lien est selon moi l'une des qualités féminines fondatrices de ce monde, car il est l'extension de l'amour. Plus le lien grandit, plus l'amour règne. Mais de quel lien parle-t-on ?

J'ai cherché une définition claire dans le dictionnaire, mais je n'en ai trouvé aucune qui s'approche de la notion que je souhaite partager avec vous ici et qui se traduit en anglais par le mot « care », autrement dit « prendre soin ». J'ai lu des définitions liées à certaines théories psychanalytiques, le lien de l'attachement, par exemple, mais ce n'est pas de cela que je souhaite vous parler.

Je vais tenter de l'expliquer à ma manière, car le lien altruiste dont il s'agit est un état du cœur, qui ne se conceptualise pas.

Quand j'ai démarré mon chemin de transformation intérieure il y a plusieurs années, c'était une notion que j'avais du mal à comprendre.

J'étais plutôt réservée et préférais me tenir à l'écart des groupes de discussion et d'échanges. Je me mettais à distance de tout le monde, j'aimais bien les regarder faire, être, et je ne me mêlais pas à eux. Non par prétention, mais parce que je me sentais comme « hors orbite » des humains, plutôt reliée aux animaux, à la nature, aux étoiles.

Parfois, il m'arrivait de ressentir un ennui profond durant ces longues soirées de bavardage, je les trouvais interminables et sans saveur. Et je me demandais : à quoi bon tout cela, à quoi ça sert de parler autant ? Dès que j'avais quitté le groupe, je me sentais soulagée et n'avais qu'une hâte : passer à autre chose de plus palpitant. En fait, c'était l'un des symptômes de mon absence de lien avec les autres.

Voici un autre exemple concret. Ne vous est-il pas déjà arrivé qu'une de vos bonnes amies avec laquelle vous passez beaucoup de temps à échanger, à discuter, à qui vous confiez vos « histoires d'âme » les plus intimes, ne vous donne subitement plus de nouvelles ?

Vous pourriez croire que cette amie a un souci, qu'elle est malade. Peut-être vous demandez-vous si vous avez fait quelque chose qu'elle vous reproche et que vous ignorez. Toute une série de questions et de suppositions peut vous passer par la tête, mais au final, quand vous la revoyez, vous vous rendez compte qu'elle est en parfaite santé et que tout va bien pour elle.

En fait, ce qui s'est passé, c'est que votre amie s'est coupée du lien de la relation. Elle ne s'est pas aperçue qu'à un moment donné, elle n'était plus en lien avec vous. Des circonstances l'ont amenée à porter son attention ailleurs et elle n'est pas revenue dans la relation vers vous.

Parfois, cela arrive aussi quand vous invitez des amis à passer tout un week-end ensemble et qu'ensuite, vous n'entendez plus parler d'eux pendant des mois, voire des années.

Ce type de comportement est en général lié à une blessure de la relation dans l'enfance, dont on n'est pas toujours consciente. Il est alors difficile de garder et de nourrir une relation sur la durée sans interruption. C'est ainsi que beaucoup de personnes se coupent de leurs sensations et ne savent plus ressentir le lien, l'amour, la connexion avec les autres.

Pourquoi est-il important de réveiller cette énergie ?

Si tous les habitants de la Terre étaient dans le lien, la paix régnerait-elle sur la planète ? Je crois intimement que oui.

Le lien est une énergie importante à développer, car il permet non seulement de nous relier les uns aux autres, mais surtout d'apporter de l'humanité et de la chaleur dans les relations.

Comme disent les Amérindiens : tout est relation. Que ce soit votre relation à vous-même, à l'autre, avec la Terre, avec le ciel, avec le soleil, avec la nature de l'eau, avec les animaux, etc. Cette conscience globale des relations vous permet d'être en connexion avec la globalité de la réalité vécue au quotidien.

Dans la citation d'Amma plus haut, le lien évoqué est un lien véhicule d'amour qui relie tous les êtres de tous les règnes. C'est un amour large et étendu, et lorsqu'on le développe, il apporte sagesse, respect, apaisement et une sensation de bien-être intérieur. Comme si c'était une sorte de grande réconciliation entre tous les êtres humains et l'environnement, la nature.

Le lien, c'est du vivant. Il relie et unit. Il est l'union, la force de vie entre les individus, le berceau du cœur. Sans le lien, l'amour ne peut pas prendre racine et se déployer. Or sans l'amour, rien n'est possible.

Le lien du cœur est une qualité féminine innée. Elle se situe au centre de la vie, qui forme une constellation de liens avec elle. La femme porte la vie dans son ventre, elle porte le lien dès sa conception, par les cellules, par le cordon ombilical, et elle accompagne aussi la vie après la naissance de son enfant.

Dans le contexte de la société moderne actuelle, la femme possède en elle la capacité d'activer ce lien entre les individus et de les réunir. Elle est le lien entre son mari et ses enfants, son travail et ses collègues. Autant dans les familles elle rassemble, autant dans les entreprises elle est capable de fédérer et de favoriser le tissage des liens entre les personnes, les services, les départements, les directions, les villes, les pays.

·· DÉCRYPTAGE ··

D'où vient le terme « sororité » ?

Saviez-vous que ce mot « sororité », qui est de plus en plus présent dans notre langage et dans la presse écrite, a pourtant quasi 50 ans ? C'est en 1970 que l'écrivaine américaine Kate Millett, leader féministe de cette époque, a donné naissance à ce mot (« *sisterhood* »), accompagné du slogan « Women of the world, unite! ». Le but ? Donner un nom à l'idée pour laquelle elle luttait au quotidien en tant que militante engagée : atteindre une union sociale entre femmes sans qu'il existe de différences de classes, de religions ou d'ethnies. Ce terme se traduit en français sur la base du latin « soror » (sœur). Puis l'anthropologue mexicaine Marcela Lagarde a quelque peu affiné le concept de sororité : elle parle d'« *une amitié entre femmes qui deviennent complices pour travailler ensemble, d'un engagement pour atteindre des buts en se sentant libres et fortes ensemble* ».

Regardez Michelle Obama : elle nourrit le lien avec sa famille, réunit, et en même temps reste en lien avec la communauté, fait passer des messages forts, montre qu'elle est à l'écoute, accueille et œuvre pour le meilleur, dans sa famille et au service du monde. Elle parle et touche le cœur des gens parce qu'elle ne fait aucune différence entre son lien familial et celui avec les personnes : il est authentique et sans cloisonnement.

Je reste convaincue que plus les femmes seront conscientes de leur potentiel, plus elles prendront leur place dans les conseils d'administration et apporteront un équilibre « cœur-raison » au sein des sphères décisionnaires. Ainsi, nous ne vivrons plus uniquement dirigées par des énergies masculines, mais à partir d'un véritable équilibre féminin-masculin, pour apporter des décisions justes et des actions alignées au moment adéquat.

L'émergence des réseaux de femmes en témoigne aussi. Il y a une nécessité à se retrouver et à échanger sur nos préoccupations quotidiennes, à s'accueillir, se recueillir et s'écouter. Ensemble, les femmes se soutiennent : l'une partage son vécu ou sa difficulté du moment, l'autre la soutient. On pourrait appeler ce phénomène l'action de la sororité.

Je rêve de ce lien de cœur entre femmes de tous horizons, de toutes catégories sociales, unies et qui tissent une large toile de cœur permettant au monde de se réunifier, de s'harmoniser avec l'homme et de construire un monde meilleur sur de nouvelles bases, centrées sur l'équilibre « intelligence du cœur et pensée rationnelle ».

La polarité masculine du lien : l'indépendance

Le lien est une expression de l'amour. La polarité masculine serait-elle alors de la haine ? Pas du tout, la polarité du lien apparaît sous une forme différente, à savoir le comportement d'indépendance.

L'indépendance est libre de toute autorité, elle ne subit aucune dépendance. Cela ne veut pas dire pour autant qu'il s'agit d'égoïsme ou que l'on n'est pas relié aux personnes. C'est tout simplement un autre type de comportement de la relation, davantage dans l'autonomie, qui motive à faire les choses par soi-même.

La personne indépendante fait les choses pour elle et en fonction de ses objectifs, en développant une hypercréativité et de l'intelligence. Elle préfère se débrouiller seule et n'a donc pas le réflexe de se référer à quelqu'un (comme la hiérarchie) pour l'aider à résoudre sa problématique. Elle va préférer avancer seule sur le chemin, sans avoir à rendre de comptes, puis partager son expérience avec les autres.

·· DÉCRYPTAGE ··

Quelques exemples de personnalités indépendantes

Les personnes indépendantes ont plutôt tendance à ne pas vouloir s'enfermer dans un cadre horaire ni subir une hiérarchie, elles aiment l'atypique et tout ce qui peut faire appel à leur créativité et à leur liberté.

En général, elles sont plus attirées par des professions libérales, par la création d'entreprise, car elles aiment faire ce qui les inspire et se sentir sans limites. Elles n'hésitent pas à se faire coacher pour une transformation rapide, pour lever des blocages afin de remplir les objectifs personnels et professionnels qu'elles se sont fixés. Elles décident en toute liberté de leurs buts et de la façon dont elles souhaitent les atteindre.

Autre exemple : une femme indépendante est prête à déménager dans la ville où elle rêve d'habiter ou de mettre en œuvre le projet qui lui tient à cœur.

Les quatre niveaux du lien

NIVEAU 1 = vous êtes très indépendante, voire indifférente aux autres.

NIVEAU 2 = vous êtes une personne indépendante, qui a envie de faire les choses en fonction de votre emploi du temps, parce que vous agissez quand vous le sentez.

NIVEAU 3 = vous êtes dans le lien et aimez cela, car vous avez l'impression de faire partie d'une grande famille.

NIVEAU 4 = vous ne justifiez vos relations qu'à travers des liens fusionnels. Si vous ne créez pas la fusion, vous vous sentez mal, voire ressentez parfois un sentiment de rejet ou de trahison.

La tendance extrême du lien serait donc la dépendance affective. La personne ne peut se passer de quelqu'un, de sa présence, et il y a une forme d'addiction.

La tendance extrême de l'indépendance peut vous éloigner des autres ou vous faire passer pour une personne indifférente, voire insensible.

L'important est de trouver le juste milieu sur le curseur entre le lien et l'indépendance, sans tomber dans les extrêmes : s'accrocher à quelqu'un parce qu'on ne peut se passer de cette personne ou vivre dans l'indifférence la plus totale de ceux qui nous entourent.

Comment mesurer le niveau d'énergie du lien ?

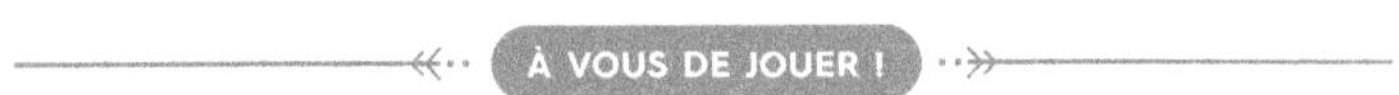

Voici un quiz qui vous permettra d'avoir une idée du niveau où vous vous situez sur le curseur féminin-masculin « Lien – Indépendance ». Il va définir votre comportement au quotidien dans la société, si vous êtes en lien ou plutôt indépendante. Notez vos réponses et compilez vos points à la fin du quiz.

1. Quand vous rencontrez une femme que vous ne connaissez pas dans le métro, qui est en train de pleurer, vous arrive-t-il d'avoir envie de vous lever, d'aller vers elle et de lui dire que tout va bien se passer ? Qu'elle n'est pas seule ?

    Jamais (1 point)   Parfois (2 points)   Souvent (3 points)

2. Préférez-vous être seule quand vous êtes en groupe ? Avez-vous du mal à rester dans une conversation en groupe ? Préférez-vous sortir faire un tour sur la terrasse pour prendre une bouffée d'oxygène ?

    Jamais (3 points)   Parfois (2 points)   Souvent (1 point)

3. Aimez-vous entreprendre la conversation quand vous êtes dans un lieu public ? Par exemple quand vous êtes au restaurant ou à une sortie événementielle ?

    Jamais (1 point)   Parfois (2 points)   Souvent (3 points)

4. Aimez-vous offrir spontanément des cadeaux ? À vos amies, aux personnes qui vous sont chères ou à des personnes que vous ne connaissez pas encore, juste pour la joie d'offrir ?

    Jamais (1 point)   Parfois (2 points)   Souvent (3 points)

5. Aimez-vous demander aux autres comment ils vont, et cela de façon régulière ? Envoyez-vous des messages à vos amies ? Leur demandez-vous comment elles vont ? Vous souciez-vous de ce qu'elles vivent dans leur quotidien ? Faites-vous aussi cela avec votre grand-mère qui est seule à l'hôpital avec peu de visites, votre sœur, votre cousine, etc. ?

    Jamais (1 point)   Parfois (2 points)   Souvent (3 points)

6. Vos clients ont-ils de l'importance pour vous, un intérêt plus personnel au-delà de la vente commerciale ? Entretenez-vous des liens réguliers avec eux afin de leur montrer que vous êtes présente dans la relation et à leur écoute ? Même quand il n'y a pas de commandes en cours ?

    Jamais (1 point)   Parfois (2 points)   Souvent (3 points)

7. Aimez-vous mener vos affaires de façon indépendante sans être dérangée ?

Jamais (3 points)   Parfois (2 points)   Souvent (1 point)

8. Pour vous, penser aux autres est-il une contrainte, et se plier aux conventions du groupe une entrave ?

Jamais (3 points)   Parfois (2 points)   Souvent (1 point)

9. Votre entourage recherche-t-il votre compagnie ? Parce que votre présence rayonne et qu'on la recherche, que l'on sait que l'on va passer un agréable moment avec vous ?

Jamais (1 point)   Parfois (2 points)   Souvent (3 points)

10. Aimez-vous partir quelques jours seule, dans un endroit isolé, avec pour seule compagnie vos livres ?

Jamais (3 points)   Parfois (2 points)   Souvent (1 point)

11. Après avoir passé une bonne soirée avec une amie, la rappelez-vous dans les jours qui suivent pour lui redire à quel point vous avez passé une bonne soirée en sa compagnie ?

Jamais (1 point)   Parfois (2 points)   Souvent (3 points)

12. Dans votre famille, vous a-t-on appris qu'il ne fallait pas déranger les autres ? Respecter une certaine forme de pudeur et ne pas exprimer ce que vous ressentez dans votre cœur pour eux ?

Jamais (3 points)   Parfois (2 points)   Souvent (1 point)

13. Être trop proche dans une relation vous fait-il peur ? Préférez-vous garder une certaine distance par mesure de précaution et de sécurité personnelle ?

Jamais (3 points)   Parfois (2 points)   Souvent (1 point)

COMMENT INTERPRÉTER VOS RÉSULTATS ?

— Votre score se situe entre 0 et 10 : Vous n'êtes pas très sensible à l'avis des autres. Vous menez votre vie à part et de façon isolée et cela vous suffit.

— Votre score se situe entre 11 et 20 : Vous aimez bien le lien, mais pas trop toutefois. Vous aimez avant tout votre liberté et faire ce que bon vous semble au moment où vous le décidez.

— Votre score se situe entre 21 et 30 : Vous aimez offrir de la joie, de l'écoute, être attentive à vos êtres chers et aux personnes que vous ne connaissez pas. Vous avez un grand cœur.

— Votre score se situe entre 31 et 39 : Vous avez un intense besoin affectif et de reconnaissance. Vous avez besoin des autres pour vous donner une raison de vivre et d'être utile. Vous retrouver seule peut susciter de l'angoisse chez vous.

À présent notez spontanément sur le curseur féminin-masculin « Lien – Indépendance » (p. 105) un chiffre sur une échelle de 1 à 10.

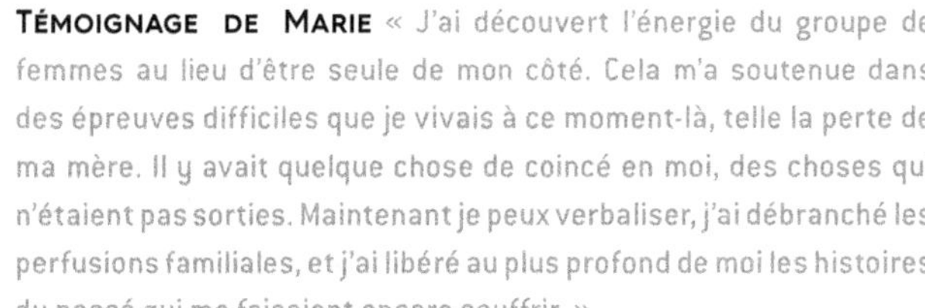

Paroles de femme

TÉMOIGNAGE DE MARIE « J'ai découvert l'énergie du groupe de femmes au lieu d'être seule de mon côté. Cela m'a soutenue dans des épreuves difficiles que je vivais à ce moment-là, telle la perte de ma mère. Il y avait quelque chose de coincé en moi, des choses qui n'étaient pas sorties. Maintenant je peux verbaliser, j'ai débranché les perfusions familiales, et j'ai libéré au plus profond de moi les histoires du passé qui me faisaient encore souffrir. »

L'Intuition

« L'intuition est l'incarnation la moins entravée de la nature. »
—Hélène Grimaud

En quoi consiste l'énergie féminine de l'intuition ?

Certains l'appellent la voix intérieure, l'instinct, la sagesse universelle, le feeling, le guide intérieur, la clairvoyance, le sixième sens, la révélation, etc. La notion d'intuition n'est pas facile à saisir si on en cherche une définition abstraite. Il s'agit de quelque chose d'impalpable qui échappe à l'intellect. Comment définir intellectuellement ce qui n'est pas mental ? D'ailleurs, Le Petit Larousse la définit comme « une forme de connaissance immédiate qui ne recourt pas au raisonnement. » Selon l'organisme parisien IRIS Intuition Consulting, c'est un mode de connaissance indépendant de la raison : « L'intuition fournit une information pertinente d'emblée, sans trituration des méninges, sans calcul, sans recours à l'analyse, à la déduction ou à la pensée ». Est-ce donc que l'information passe par un autre canal d'information ?

L'une des qualités majeures de la femme est de se connecter facilement à son intuition. D'ailleurs, ne dit-on pas que la femme a un sixième sens ? L'intuition est une qualité féminine innée. Nous n'avons pas besoin de la chercher, de la construire, de la développer, elle est là comme un interrupteur qui s'active dès qu'il y a danger, tromperie, trahison, erreur, éloignement de notre chemin... Elle fait partie de ce que j'appelle « nos antennes inconscientes », c'est-à-dire notre radar intérieur féminin.

Combien d'entre vous se sont déjà dit des phrases telles que :

— « J'ai su immédiatement que c'était le bon choix pour moi. »

— « J'ai eu un bon feeling avec cette personne. »

— « J'ai entendu comme une voix intérieure me dire que… »

— « J'ai vu une image symbolique qui m'indiquait comme une direction. »

— « Mon instinct m'a dit que… »

— « J'ai rêvé qu'il me donnait une réponse positive. » ?

Combien de fois cela vous est-il arrivé ? Peut-être des centaines de fois. Et cette capacité intuitive est présente en chacune de nous, quels que soient le milieu social, l'âge, la formation, l'éducation.

C'est l'expérience d'un mode d'accès particulier à l'information. C'est comme si nous téléchargions des informations de la Source. Notre grande force est là : l'accès à une source d'information unique reliée à ce que l'on est profondément. C'est une source qui nous permet d'être à la fois connectées au monde environnant terrestre et à un monde invisible immensément riche et vaste d'informations.

Pourquoi est-il important de réveiller cette énergie ?

Cette énergie est importante, car elle vient de notre origine primaire. Les hommes bien évidemment sont aussi reliés à une source, mais ce qui fait la qualité exceptionnelle de connexion intuitive de la femme est qu'elle a, dans son principe inné et naturel, une qualité de réceptivité particulièrement forte.

La polarité dominante de l'homme est la logique. Il va chercher à tout expliquer, à comprendre les mécanismes, à monter les stratégies, à en expliquer le procédé. La femme est dans un tout autre raisonnement, elle se connecte directement à son intuition par ses émotions. Elle est réceptivité, elle est sensation.

L'état naturel féminin de réceptivité permet à la femme d'être le réceptacle de l'information, puis de la transférer à une autre personne. Elle ne cherche pas à l'analyser, elle suit une « guidance » qui la relie au mouvement de la Terre et du ciel, de la nature en général.

L'intuition féminine est puissante dans le sens où elle reçoit des informations d'une source qui dépasse l'intellect. Cela n'a rien à voir avec la soi-disant sorcière dont on a pu parler, que l'on a jugée ou brûlée sur le bûcher à certaines époques. La femme est intuitive, c'est sa nature profonde. Souvenez-vous : dans le chapitre précédent, je vous ai parlé de la femme en tant que source d'amour, source de vie. Elle porte en elle l'information des grandes humanités, la mémoire des civilisations, la souffrance du monde. Elle est porteuse de vie, elle est voie d'initiation, de transformation et de réalisation. Ce qui signifie qu'elle permet l'accès à une autre réalité par un autre état de conscience.

Tous les chamans, guérisseurs et autres maîtres spirituels que j'ai rencontrés m'ont enseigné que la femme est une enseignante de la vie, qui porte en elle l'illumination, la connaissance, la guérison et l'intuition.

La polarité masculine de l'intuition : la logique

·· DÉCRYPTAGE ··

Quelques exemples de personnalités dans la logique

En général, ce sont les experts qui font appel à leur logique. Il s'agit de grands techniciens qui ont recours à leur esprit logique et rationnel. C'est le cas également des scientifiques. Je pense à Marie Curie, physicienne et chimiste polonaise naturalisée française. Déterminée, ambitieuse, passionnée, elle se plongea corps et âme dans la recherche scientifique. Tout était expertisé au millimètre, d'une logique implacable, ce qui lui valut maintes récompenses dont le prix Nobel de physique en 1903 puis de chimie en 1911.

La logique suit une pensée rationnelle, elle s'appuie sur la mise en ordre d'informations et la formulation discursive de vérités.

Il existe une pensée basée sur le mécanisme dans la logique alors que l'intuition ne suit aucune logique. Si l'intuition seule ne peut survivre, la logique pure ne peut aboutir s'il n'y a pas une inspiration qui soutient le mécanisme. L'un ne peut donc vivre sans l'autre, c'est la paire parfaite. Il s'agit d'un véritable duo pour construire et bâtir un projet, un raisonnement.

Les quatre niveaux de l'intuition

NIVEAU 1 = Vous avez peu d'intuition, et la plus grande partie de vos raisonnements est basée sur la réflexion, sur la logique. Vous aimez que les choses soient rationnelles, car vous n'appréciez pas le flou. Vous avez besoin de concret.

NIVEAU 2 = Vous faites le plus souvent appel à la logique ; cependant, vous recourez de temps en temps à votre intuition.

NIVEAU 3 = Vous êtes plutôt intuitive, mais vous utilisez la logique pour construire vos projets, de façon à avancer dans la vie. Vous aimez vous fier à votre instinct, à votre voix intérieure pour avoir une vue réelle de la réalité.

NIVEAU 4 = Vous êtes hyperintuitive. Vous avez une maîtrise et une connaissance parfaites de votre intuition. Vous savez qu'en la suivant, vous ne vous tromperez pas. Vous lui faites confiance à 70 %, le reste, c'est pour la logique.

La tendance extrême de l'intuition est d'être déconnecté de la réalité et ne suivre que son intuition et rien d'autre. Le risque ? Des actions pas toujours cohérentes avec la réalité, car insuffisamment dans la construction, l'incarnation. Cela reste aérien et perché. D'ailleurs, ces personnes ont tout intérêt à développer une partie masculine forte, comme la structure, pour compenser.

La tendance extrême de la logique est une personne hyperanalytique qui, au contraire, va vouloir tout rationaliser. Il faut en permanence tout lui justifier, démontrer. Pour l'entourage, cela peut s'avérer parfois pénible, car il est des évidences qui ne sont pas à démontrer. L'important est de trouver le juste milieu dans le curseur entre l'intuition et la logique.

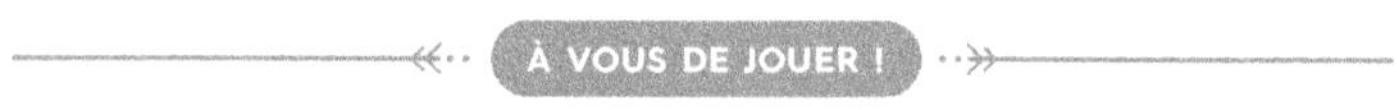 Comment mesurer le niveau d'énergie de l'intuition ?

Une façon simple de mesurer son niveau d'intuition consiste à évaluer si votre petite voix intérieure peut vous amener à prendre une autre direction. Si vous êtes une chef d'entreprise, une dirigeante, une entrepreneure, et êtes en réunion de comité où vous devez prendre une décision, faites-vous davantage appel à votre raison ou écoutez-vous cette petite voix qui peut apporter une information déterminante qui orientera la direction des événements ?

Quand au restaurant vous lisez le menu, choisissez-vous votre plat en fonction de ce que vous aimez ou selon ce par quoi vous vous sentez appelée à manger pour votre bien-être ? C'est dans des situations comme celles-ci que l'intuition vient vous chatouiller l'oreille.

Curieusement, j'ai remarqué que l'on était plus rapidement connecté à son intuition dans des situations de stress intense et d'état d'urgence. Parce que le mental supérieur n'est plus capable de gérer les informations, et qu'une autre partie prend le relais : le mode intuitif.

----- «·· **À VOUS DE JOUER !** ··» -----

Pour aller plus loin et s'amuser un peu, je vous propose le quiz Intuition du « Finer Minds[5] » de la Mindvalley University. Voici les options de réponse :

Jamais (1 point)   Parfois (2 points)   Souvent (3 points)

---

5. Traduction et libre adaptation de l'article de Finerminds Team, « *How Intuitive are you?* » : https://www.finerminds.com/how-intuitive-are-you-quiz/

Notez vos réponses et compilez vos points à la fin du quiz. À vos stylos !

1. Vous êtes une femme de type spontané, qui se laisse suivre le courant, plutôt qu'une planificatrice ou une organisatrice.

2. Vous évaluez vos décisions à propos de certaines situations en fonction de votre instinct, ce qui produit souvent le bon résultat, même si ce n'est pas toujours pratique ou logique.

3. Lorsque vous rencontrez une nouvelle personne, vous obtenez instantanément de fortes vibrations négatives/positives à son égard, qui se révèlent correctes à long terme.

4. Vous avez utilisé votre intuition pour investir avec succès dans des projets ou pour participer à des concours et gagner.

5. Vous connaissez votre objectif de vie ou votre mission dans ce monde.

6. Chaque fois que vous ignorez une intuition forte ou une intuition qui essaie de vous dire quelque chose, vous avez tendance à le regretter plus tard.

7. Vous comptez sur votre intuition pour prendre des décisions professionnelles. Cela crée de la confusion chez vos collègues, car vous prenez toujours les bonnes décisions, même avec des faits incomplets.

8. Vous êtes une personne créative et vous rêvez d'idées brillantes pour votre art/plan/design que vous exécutez souvent avec beaucoup de succès.

9. Vous vous sentez souvent inquiète/excitée avant que quelque chose de mauvais/bon n'arrive sans que vous sachiez que cet incident allait se produire.

10. Vous avez eu des idées créatives pour l'art/les livres/l'écriture qui vous sont venues apparemment de nulle part et vous ont apporté un énorme succès.

11. Vous pouvez sentir quand un être cher souffre, même si vous ne le savez pas encore.

12. Vos amies vous décrivent souvent comme « créative ».

13. Vous prenez souvent des décisions importantes qui vont à l'encontre des conseils des « experts » ou de vos proches en fonction de ce que vous avez « ressenti », ce qui a toujours fonctionné parfaitement pour vous.

14. Vous savez immédiatement quand quelqu'un vous ment ou vous dit la vérité.

15. Vous avez déjà eu connaissance d'un désastre, d'un événement négatif, d'une maladie ou d'un décès survenu ultérieurement.

16. Chaque fois que vous vous sentez confuse au sujet d'une direction que vous devez prendre ou lorsque vous devez prendre une grande décision dans la vie, vous méditez, sachant que les bonnes réponses vous parviendront rapidement.

17. Vous ressentez un fort sentiment de connexion avec des personnes que vous n'avez jamais rencontrées ou des endroits où vous n'êtes jamais allée.

18. Vous êtes une personne très empathique et vous ressentez souvent les émotions de votre entourage, que vous le vouliez ou non.

19. Vous avez eu une prémonition qui vous a sauvée du danger.

20. Une fois perdue, vous avez trouvé le bon chemin ou la bonne direction en utilisant votre intuition.

COMMENT INTERPRÉTER VOS RÉSULTATS ?

— Votre score se situe entre 20 et 30.

Niveau 1 - Intuition « Système d'alerte » : À ce niveau, votre intuition vous avertira généralement lorsque votre vie est en jeu. Bien que nous naissions tous dotés d'intuition, beaucoup de personnes, y compris vous, n'ont pas la chance de la développer. Votre intuition vous a évité de subir des situations d'urgence, mais vous n'écoutez généralement pas vos « sentiments instinctifs », un manquement que vous payez cher.

Ne vous inquiétez pas, il n'est jamais trop tard pour commencer à vous entraîner et à développer vos capacités intuitives. Si vous le faites, vous aurez des idées incroyables et un niveau de bien-être supérieur.

— Votre score se situe entre 31 et 40.

Niveau 2 - Intuition sociale : Vous êtes très empathique et pouvez facilement comprendre ceux qui vous entourent.

Les personnes qui ont une intuition sociale sont réputées pour finir les phrases de leurs proches, sentent le danger qui les approche comme une mère perçoit le danger pour son enfant et sont même affectées par l'humeur de leur conjoint ou de leurs proches.

Être à ce niveau est très bénéfique pour les dirigeants, les familles et les proches. Avec un peu de pratique et de formation, vous pourrez entendre et faire confiance à cette « petite voix » dans votre tête en un rien de temps et progresser dans vos affaires et d'autres aspects de votre vie.

— Votre score se situe entre 41 et 50.

Niveau 3 - Intuition créative : De nombreux scientifiques et investisseurs tirent leurs idées et leurs connaissances de leurs intuitions de Niveau 3.

En tant qu'intuitive de Niveau 3, vous êtes très à l'écoute de vos sentiments ainsi que du monde qui vous entoure, ce qui est une compétence incroyable. Pouvoir accéder à vos connaissances intuitives peut vous aider non seulement à anticiper les événements, mais également à aider votre entourage.

Vous utilisez probablement votre intuition pour résoudre des problèmes de manière créative, prendre les bonnes décisions commerciales ou développer votre capacité créative dans les arts, la musique ou le design.

— Votre score se situe entre 51 et 60.

Niveau 4 - Intuition plus élevée : C'est le niveau d'intuition le plus subtil et le plus étonnant. À ce niveau, votre subconscient travaille avec vous et votre intuition vous guide pour avancer vers le but de votre vie. Les personnes ayant cette capacité réussissent incroyablement dans leur vie ou dans les affaires.

En tant qu'intuitive de Niveau 4, vous écoutez toujours votre intuition, qui est la raison pour laquelle vous en êtes là aujourd'hui. Vous savez que ce que vous faites maintenant est dans votre trajectoire de vie et vous contribuez pleinement à l'amélioration de la société. Votre esprit subconscient vous donne l'élan dont vous avez besoin pour vous aider à atteindre votre but dans la vie. Vous êtes un être très intuitif qui fait tourner le monde.

À présent notez intuitivement un chiffre sur une échelle de 1 à 10 sur le curseur féminin–masculin : « Intuition – Logique » (p. 105).

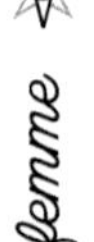

Paroles de femme

TÉMOIGNAGE DE VIRGINIE « Vous voulez savoir ce que j'ai vécu ? Avant, je pleurais pour un rien, aujourd'hui je ne pleure plus. Je planifiais tout, tout le temps ; aujourd'hui, je lâche prise et je fais confiance. J'avais peur quand la bouteille d'huile de la cuisine était à moitié remplie, je courais en acheter plusieurs autres, comme les rouleaux de papier toilette qui commençaient à se vider. Aujourd'hui, je n'achète plus rien à l'avance, je ne stocke plus. Je ne pouvais pas toucher mon corps, ni être touchée ; pour la première fois, je me suis fait masser et j'ai trouvé ça très agréable. Je pensais que je créais les conflits, que c'était toujours de ma faute. Je croyais être pénible, insupportable. Aujourd'hui, je ne le pense plus car j'ai pu voir que les autres avaient aussi leur part de responsabilité dans la situation.

Alors, si vous me demandez ce qui a changé dans ma vie, je vous répondrai : tout, absolument tout, je ne vois plus la vie et moi-même de la même façon. Je sais, c'est incroyable de dire ça en si peu de temps, mais c'est la vérité. J'ai vécu une métamorphose totale.

Et j'ai retrouvé tellement de confiance en la vie, et en moi, que mon intuition me guide et m'appelle à partir de ce pays, à changer de lieu, à redémarrer autre chose. Je me laisse totalement guider, je ne sais pas où je vais. Je suis avec mon fils de 7 ans et j'ai une conviction profonde au fond de moi que c'est la bonne direction, et que je vais vers l'idéal pour notre petite famille. Je suis follement excitée par cette idée de liberté. Je me sens pousser des ailes, je me sens femme, princesse, une belle reine. »

La Souplesse

« Celui qui veut pénétrer au cœur du problème qui le préoccupe doit faire preuve de souplesse, s'adapter et entrer par la petite porte, se laisser façonner par la situation. » **—SAGESSE YI-KING**

En quoi consiste l'énergie féminine de la souplesse ?

D'après Wikipédia, la souplesse désigne « la qualité physique permettant d'accomplir des mouvements corporels avec la plus grande amplitude (articulaire et musculaire) et aisance possible, que ce soit d'une manière active (en mouvement dynamique) ou passive (sans mouvement dynamique) ».

La souplesse de la femme peut se manifester de plusieurs façons :

- la souplesse de caractère (une femme conciliante, aimante qui accueille) ;

- la souplesse dans le planning de l'emploi du temps, la facilité à accepter la modification d'horaires prévus sans être contrariée et à s'adapter à la situation du moment ;

- la souplesse du temps (est-il nécessaire de courir et de se noyer dans le stress tout le temps ?) ;

- la souplesse avec son partenaire, ses enfants (elle laisse un champ de liberté à son mari pour qu'il puisse voir ses amis ; elle assouplit ses directives pour permettre à ses enfants de s'amuser) ;

- la souplesse vis-à-vis de ses attentes envers les autres ; accepter que quelque chose que l'on attend ne se produise pas ou arrive différemment ; accepter ce qui est ;

- la souplesse dans les mots, comme le dit le vieux proverbe : « tourner sept fois sa langue dans sa bouche » ; c'est aussi savoir réfléchir, mesurer, anticiper, s'adapter au langage de l'autre, à son univers, sa culture, pour mieux communiquer ;

- la souplesse du cœur, savoir rester le cœur ouvert et accueillant malgré les circonstances ;

- la souplesse dans l'accueil de l'autre ;

- la souplesse dans la souffrance de l'autre ;

- la souplesse d'accepter que l'autre ne veuille pas être aidé ;

- la souplesse avec soi, avec sa propre souffrance ;

- la souplesse dans l'organisation, la structure ;

- la souplesse dans la tolérance ;

- la souplesse dans la prise de décision.

Et si on continuait la liste, on arriverait même à dire que la souplesse, c'est la sagesse.

Pourquoi est-il important de réveiller cette énergie ?

La femme a vraiment cette qualité exceptionnelle de la souplesse. Elle temporise et apaise en se « moulant » à la situation. Elle fait tomber les barrières des rigidités pour donner priorité au sens, à ce qui est et qui a besoin d'être ou de faire.

Plus il y a de la souplesse, plus il y a de la communication, et plus les cœurs s'ouvrent. D'une façon naturelle et évidente, les choses se précisent et s'adaptent dans une grande justesse.

La femme joue un rôle important dans notre société, car elle a cette qualité d'être conciliante. Elle compose avec l'autre dans la relation et ne cherche pas à lui imposer les choses. C'est une forme de sagesse et d'humilité.

D'ailleurs, je ne sais pas si vous l'avez déjà remarqué, mais une personne qui est souple accueille les choix et les décisions de l'autre d'une façon très large et ouverte sans se braquer. Elle est de nature flexible. On pourrait même remarquer qu'une telle attitude produit un effet bénéfique sur l'entourage. Immédiatement après, quelque chose se détend à l'intérieur du corps. N'avez-vous jamais ressenti cela avec des personnes qui vont dans votre sens et acquiescent à ce que vous dites tout en essayant de trouver des solutions communes ? C'est comme si vous respiriez bien et que l'énergie circulait à nouveau dans votre corps.

Tandis qu'une personne qui reste dans une forme de rigidité, déterminée dans ses décisions ou ses prises de position, crée l'effet inverse de ce qu'elle voudrait produire : le rejet. Des tensions se nouent dans le corps de la personne qui reçoit cette rigidité, et ce n'est pas très agréable. Malgré elle, les autres s'éloignent, car il n'y a pas suffisamment d'ouverture et de possibilités de discussion. Le comportement rigide devient trop directif et vindicatif.

La femme est donc un catalyseur de relation par sa souplesse. Sa simple présence peut être très positive dans une réunion, qu'elle soit familiale, amicale ou en entreprise.

La polarité masculine de la souplesse : la structure

Nous avons tous besoin de structure. Cependant, s'il y en a trop, cela peut empiéter sur la souplesse et créer un cadre trop enfermant. La structure est positive quand elle permet de construire, bâtir, innover, créer. À l'inverse, si elle est poussée à son maximum, elle peut vite devenir un cauchemar pour l'entourage.

Je pense aux femmes qui ont cette faculté extraordinaire de tout bien organiser et d'anticiper la moindre chose. C'est très agréable d'être entouré de ce type de personnes, car on peut vraiment se laisser porter. En revanche, si tout est structuré en permanence, cela enlève de la liberté et de la spontanéité. À trop vouloir structurer, on peut perdre la notion de sens et d'humanité.

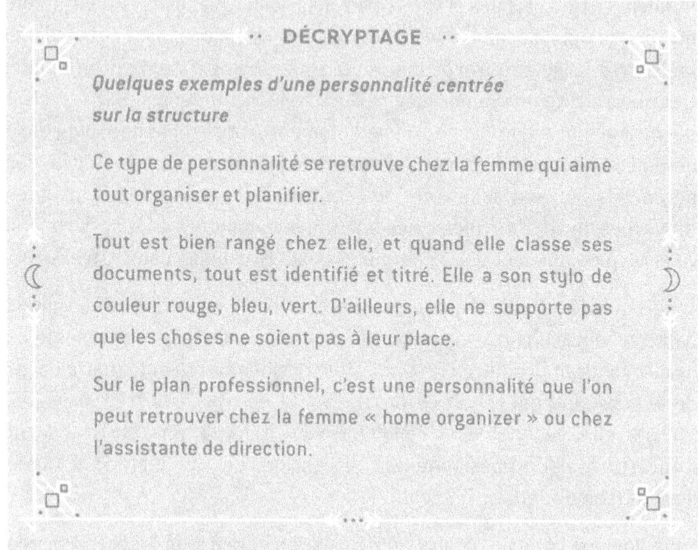

Les quatre niveaux de la souplesse

NIVEAU 1 = Vous n'êtes pas très souple et n'avez pas envie de faire de concessions. C'est comme ça ou rien, un point c'est tout !

NIVEAU 2 = Vous aimez la structure et que les choses soient organisées ; cependant, vous vous accordez un peu de souplesse.

NIVEAU 3 = Vous êtes une personne agréable et souple. On aime votre présence, car elle inspire de la compréhension et de la bienveillance.

NIVEAU 4 = Vous êtes une femme qui accepte tout, qui s'adapte à tout, à un point tel que l'on se demande si vous avez une personnalité, car vous acceptez systématiquement ce que l'autre vous propose ou vous impose.

La tendance extrême de la souplesse est de se laisser marcher sur les pieds, de tout accepter sans rien contester.

La tendance extrême de la structure est d'être hypercontrôlant, d'avoir besoin en permanence de se rassurer en organisant et en planifiant tout. Dès que l'organisation demande un peu d'écart, cela devient très compliqué. On se sent perdu et se croit même trahi.

L'important est de trouver le juste milieu sur le curseur entre la souplesse et la structure.

— Comment mesurer le niveau d'énergie de la souplesse ?

Jauger le niveau de souplesse revient à mesurer l'amplitude de votre esprit, votre facilité à changer d'avis, à vous repositionner pour vous rassembler avec l'avis des autres.

Ce n'est pas vous cramponner à vos idées à tout prix, comme si on vous enlevait quelque chose de personnel. Dites-vous que tout bouge en permanence et même les situations et les décisions peuvent changer. Ainsi va la vie.

Par exemple, je me souviens que lors de l'un des séminaires que j'organise, certaines des huit intervenantes avaient du mal à suivre le rythme et les changements de programme, car je m'adapte en permanence à l'énergie du groupe et à sa progression. En fonction de cette énergie et des prises de conscience qui s'opèrent, j'amène les participantes à accélérer ou à ralentir le rythme. Parfois même, je dois modifier une grande partie du programme, car le sens global de l'événement n'est plus ce qu'il était prévu à l'origine. Un atelier peut être inversé avec un autre, ou soudainement il se produit un regroupement en collectif sans qu'il soit prévu au départ. Certaines intervenantes vivent mal ces changements, car on sort de l'ordre préétabli du programme bien carré et bien maîtrisé.

Pour moi, tout est vivant. Et ce sont les participantes qui sont importantes, pas le programme en lui-même, qui n'est finalement qu'un bout de papier.

Je vous propose de répondre au quiz suivant. Notez vos réponses et compilez vos points !

1. Avez-vous envie d'avoir raison tout le temps ?

    Jamais (3 points)   Parfois (2 points)   Souvent (1 point)

2. Pensez-vous détenir la meilleure solution du monde en pensant que l'autre n'a toujours rien compris ?

    Jamais (3 points)   Parfois (2 points)   Souvent (1 point)

3. Acceptez-vous sans contestation l'avis des autres ?

    Jamais (1 point)   Parfois (2 points)   Souvent (3 points)

4. Êtes-vous toujours sûre de vous ?

    Jamais (3 points)   Parfois (2 points)   Souvent (1 point)

5. Accueillez-vous avec certitude l'avis des autres ?

    Jamais (1 point)   Parfois (2 points)   Souvent (3 points)

6. Êtes-vous certaine que ce que vous dites est juste ?

    Jamais (3 points)   Parfois (2 points)   Souvent (1 point)

7. Êtes-vous certaine de détenir la vérité ?

    Jamais (3 points)   Parfois (2 points)   Souvent (1 point)

8. Pensez-vous que l'autre pourrait avoir raison ?

    Jamais (1 point)   Parfois (2 points)   Souvent (3 points)

9. Restez-vous braquée sur vos principes ?

    Jamais (3 points)   Parfois (2 points)   Souvent (1 point)

10. Pensez-vous que votre cadre de référence intellectuel est le seul qui existe
    sur Terre ?

    Jamais (3 points)   Parfois (2 points)   Souvent (1 point)

COMMENT INTERPRÉTER VOS RÉSULTATS ?

— Votre score se situe entre 0 et 10 :

Vous êtes peu flexible, il faut toujours aller dans votre sens sinon vous n'êtes pas très contente. Modifier votre avis et voir les choses d'une autre façon peut vous donner le sentiment de vous plier à l'autre et de perdre la partie. Dans votre esprit, tout fonctionne en termes de gain ou de perte. Vous pouvez vite vous sentir exclue, ou c'est vous qui excluez rapidement les personnes de votre vie.

— Votre score se situe entre 11 et 17 :

Vous êtes peu flexible ; cependant, vous aimez écouter l'avis des autres. Vous prenez du temps pour réfléchir, remettre en question, analyser, vérifier. Il vous faut du temps, parfois des mois avant de vous lancer, mais vous y arrivez tout doucement. Pour des personnes spontanées et réactives dans la dynamique, une telle attitude n'est pas toujours évidente pour avancer.

— Votre score se situe entre 18 et 23 :

Vous aimez composer avec les autres et être dans la fluidité tout en partageant vos idées et en les respectant. Vous suivez l'énergie du moment présent, ce qui a du sens pour vous et pour la société. Construire pour être bien ensemble est votre leitmotiv.

— Votre score se situe entre 24 et 30 :

Vous acceptez tout ce que l'on vous propose, vous dites « Oui » à tout sans objections. Vous êtes une suiveuse et parfois ce n'est pas facile de savoir ce que vous pensez réellement, de comprendre votre opinion.

À présent notez spontanément un chiffre sur une échelle de 1 à 10 sur votre curseur féminin–masculin : « Souplesse – Structure » (p. 105).

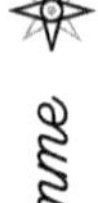

Paroles de femme

TÉMOIGNAGE DE PERRINE « J'ai changé mon rapport à mon corps, et je vous assure que ce n'était pas facile de faire fléchir mon mental. Il me contrôlait sans cesse. J'ai compris que ma tête donnait beaucoup d'excuses à mon corps : mais qu'est-ce que tu fais là, tu m'énerves, je ne peux pas faire ce que je veux, tu ne me suis pas, tu me fais souffrir, tu m'empêches d'être.

Aujourd'hui, j'ai appris à écouter les vrais besoins de mon corps. Je fais moins attention à mon mental. D'ailleurs, je lui dis même parfois de se taire et je ne le laisse plus s'exprimer autant qu'avant.

Trouver le juste équilibre entre la tête et le corps, ça s'apprend. J'ai mis du temps à comprendre ce mécanisme, mais à un moment donné, j'ai senti ma rigidité lâcher et ma souplesse d'esprit prendre place, car j'ai remarqué que plus je suis dans la souplesse, plus mon cœur s'ouvre.

Et j'ai pu faire d'autres expériences, aller à la découverte de moi-même. L'autre jour, je me suis regardée nue devant le miroir. J'avais envie de savoir ce que ça me faisait de regarder mon corps, et je me suis regardée comme une femme avec sincérité, cœur et franchise.

J'ai pris conscience aussi que j'ai le droit de dire ce que je pense, que j'ai le droit d'être "folle", de m'amuser, d'être qui je suis.

J'ai envie de m'offrir de l'amour, rien que de l'amour. »

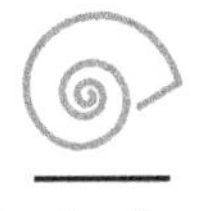

La Lenteur

« Le miracle de votre existence appelle à la célébration chaque jour. » —**OPRAH WINFREY**

En quoi consiste l'énergie féminine de la lenteur ?

Chaque fois que j'aborde le sujet de la lenteur, que ce soit en conférence ou en séminaire, je ressens une sorte de tension dans la salle. Les femmes se raidissent comme s'il n'était pas permis d'être dans cette énergie de lenteur, ou que la lenteur était un défaut à éviter.

Car le monde auquel nous invite la société moderne est un univers de vitesse et de captation du temps. On doit le maîtriser, le contrôler et surtout ne pas le laisser nous dépasser. Dans cette course effrénée, la grille du temps est devenue notre « tutrice » et l'on vit à travers elle, avec elle, et pour elle.

Tout le temps d'une journée doit être optimisé, pas une miette ne doit être laissée de côté : les courses, la lessive, les enfants, l'école, les activités extrascolaires, le boulot, les e-mails, le déjeuner, le dîner, l'organisation du week-end, et sans compter les nuits de questionnement à se demander comment on va organiser les prochaines vacances. Quel rallye temporel ! Et si je vous disais que la femme est tout, sauf la vitesse ? Vous seriez surprise, n'est-ce pas ?

Souvenez-vous : dans la première partie du livre, je vous disais que la femme est un être de réceptivité. C'est sa nature profonde d'être et de recevoir, de catalyser, de se relier à ses dons et à ses talents, aux éléments de la nature, de la terre mère. Si elle est constamment dans l'action, comment peut-elle se connecter à elle et être stimulée par les informations diffusées par tout ce qui l'entoure, c'est-à-dire par la vie ?

Les deux mouvements sont opposés et ne sont pas complémentaires : action et être. Pourtant, l'un ne va pas sans l'autre. Ils sont liés comme une danse alternée.

En réalité, la femme a besoin de lenteur, car elle vit au gré du mouvement du ciel, du soleil, de la lune, des arbres, des fleurs, des oiseaux, des eaux, des cascades, des forêts, du ciel, du cosmos… Elle puise sa force dans le laisser vivre, laisser être la vie, laisser couler la vie à l'intérieur d'elle.

La lenteur dont je parle n'est pas physique, elle peut entre autres passer par le geste plus lent, mais ce n'est pas de cela que je parle. Il s'agit d'une lenteur intérieure, c'est-à-dire un rythme qui se pose à l'intérieur de soi. Ce sont quelques minutes précieuses avec soi, où le mental ralentit, le rythme diminue, le bruit se fait plus ténu, et l'activité intérieure s'apaise.

L'exemple qui me vient à l'esprit est la lenteur du processus de la méditation.

Pourquoi est-il important de réveiller cette énergie ?

Aujourd'hui, la femme est tellement conditionnée par une multitude de stimuli du monde moderne qu'elle vit dans un quotidien toujours plus exigeant. Elle ne pense plus à s'asseoir dans un canapé, à flâner, à prendre du temps pour elle à ne « rien faire ». Pire, elle a l'impression de faire quelque chose de mal en agissant ainsi !

Et pourtant, c'est de ce « rien faire » que tout émerge, que son feu sacré se réveille, son féminin jaillit, car elle respire et est inspirée par la vie. C'est comme une pulsion vitale qui va et vient, remonte du plus profond d'elle-même. Oui, cela peut vous sembler étrange, mais c'est comme cela que vous êtes constituées, Mesdames ! Quand vous ressentez la vie circuler en vous, votre énergie sexuelle et terrestre s'allume aussi fort qu'un feu de forêt. Malheureusement, beaucoup de femmes se sont coupées de leur lenteur et de leur source vitale à vouloir toujours tout contrôler pour réussir. Peut-être qu'elles ne veulent pas de ça au fond, mais elles ne savent pas faire autrement, elles n'ont appris que ça !

Et si pour une fois, réussir passait par la case « ralentir et laisser circuler la vie en soi » ? Cela ne veut pas dire tout abandonner, mais se poser et lâcher prise, prendre du temps pour soi, pour revenir au centre de soi-même, et à sa véritable nature. Celle que vous voyez dans le fond de votre iris quand vous vous regardez dans un miroir. Cherchez celle qui a envie de liberté et de découvertes, celle qui a envie de vivre libre et sans contraintes. C'est en cela que l'énergie de la lenteur est importante.

Pour certaines femmes, ce concept peut paraître totalement inconnu et incongru, voire opposé à ce qu'elles sont dans leur personnalité, car elles se croient pressées et être faites ainsi. Il leur semble impossible de fonctionner autrement. Pourtant, une partie d'elles demande à être réveillée, à l'écoute de cette lenteur intérieure, afin de venir à la rencontre de leur paix intérieure et de leur puissance.

Quand la lutte intérieure cesse, tout s'apaise en nous.

La polarité masculine de la lenteur : la vitesse

Nous venons d'en parler : la vitesse est le leitmotiv du siècle moderne. Tout passe par la célérité et elle est devenue la norme. Si l'on ne va pas assez vite, alors on devient incompétent. La vitesse a rendu nos vies électroniques, bioniques, et nous avons perdu le sens profond de la vie et ses enseignements.

Cependant, le côté positif de la vitesse est qu'elle nous fait gagner du temps là où il n'est pas nécessaire d'attendre. Elle a été utile pour les découvertes scientifiques, les médicaments, les techniques et les outils.

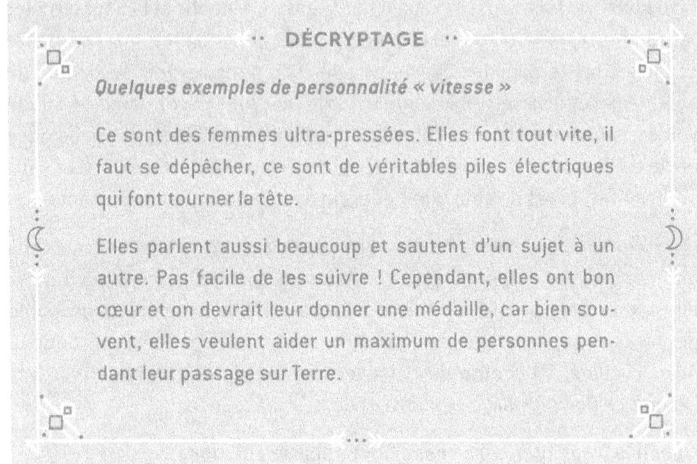

Les quatre niveaux de la lenteur

NIVEAU 1 = Vous êtes très active. La lenteur ? Vous ne connaissez pas ce mot ! Tout doit toujours aller plus vite et se passer plus tôt.

NIVEAU 2 = Vous êtes une femme active et « speed », mais vous appréciez parfois de vous poser un peu.

NIVEAU 3 = Vous êtes une femme qui apprécie l'activité, mais vous aimez surtout profiter de l'existence et équilibrer de façon juste votre vie active et votre vie intérieure.

NIVEAU 4 = Vous êtes une femme qui prend le temps de vivre. Le temps vous appartient et vous faites les choses à votre rythme, quand vous le désirez. Être rapide n'est pas envisageable pour vous, car la vitesse ne fait pas partie de votre mode de vie ; d'ailleurs vous vous demandez à quoi cela sert.

La tendance extrême de la lenteur est la paresse. C'est-à-dire ne plus rien faire à part attendre que les choses soient faites par une autre personne ou vivre au gré du vent.

La tendance extrême de la vitesse, c'est l'hyperactivité, quand la personne ne sait plus s'arrêter, qu'elle a un besoin permanent d'être active, de faire les choses vite, à toute heure de la journée et à tout moment. Elle peut fatiguer son entourage et, en même temps, se sentir seule, car elle s'exclut à cause de son rythme très ou trop rapide.

L'important est de trouver le juste milieu sur le curseur entre la lenteur et la vitesse.

Comment mesurer le niveau d'énergie de la lenteur ?

Il n'est pas simple de jauger cette énergie de lenteur intérieure si vous ne la comprenez pas vraiment.

La lenteur n'est pas forcément physique, un ralentissement du mouvement. Elle est aussi à l'intérieur de soi, une sorte de calme dans l'esprit. En méditation, on parle de vacuité. C'est un calme que l'on touche et qui ressemble à une forme de continuum. Bien entendu, il faut de la pratique et tout le monde ne réussit pas à « entrer » en vacuité. Cependant, elle peut devenir une quête. Les moments de lenteur que je décris sont ceux où le cerveau a ralenti et ne nourrit plus trois mille pensées à la fois.

Le plus utile et le plus efficace serait de vivre l'expérience de la lenteur en groupe de retraite par exemple. Et voir comment vous vous sentez avant et après.

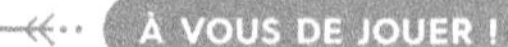

Pour mesurer votre lenteur, observez pendant une journée à la fois votre lenteur physique et votre « lenteur » cérébrale, votre lenteur intérieure, votre état de pause.

Pour la lenteur physique, choisissez une journée typique dans votre semaine active et à la fin de la journée, faites un bilan : avez-vous été « speed » toute la journée, avez-vous couru, ou vous êtes-vous laissée aller à une grande lenteur ? Donnez une note de 1 à 10, sachant que 10 correspond au niveau maximum de lenteur.

Puis repensez à cette même journée, et comptez le nombre de fois où vous avez pris le temps de revenir à vous, à votre respiration, à votre corps, à vous-même avec conscience. Donnez une note de 1 à 10, sachant que 10 correspond au niveau maximum de lenteur. Pour cela, munissez-vous d'un petit agenda : à chaque fois que vous prenez le temps de revenir à vous dans la journée, notez l'horaire. À la fin de la journée, vous vous apercevrez si vous avez été très active à vous observer dans votre lenteur ou si vous n'y avez plus du tout fait attention. Si c'est le cas, alors c'est l'opportunité pour recommencer l'exercice, jusqu'à ce que votre attention se pose sur vous régulièrement.

Je sais que pour certaines personnes, ce n'est pas évident. Ne perdez pas espoir, recommencez chaque jour en y prenant du plaisir et en y mettant de la légèreté et de l'humour.

À présent, faites la moyenne des deux résultats et reportez ce chiffre sur le curseur féminin–masculin : « Lenteur – Vitesse » (p. 105).

TÉMOIGNAGE D'ARIELLE « Au travail, je me donnais à fond. Des heures supplémentaires non payées, des week-ends entiers à trimer. J'ai mis les autres en valeur, et je me suis petit à petit détruite. J'ai été mise à l'écart, pas reconnue, j'en faisais trop et on me le disait. Mais je n'entendais pas, car j'avais un tel besoin de reconnaissance.

Paroles de femme

Aujourd'hui, je fais juste ce que j'ai à faire, je n'éprouve plus ce besoin d'en faire beaucoup de façon démesurée et de trouver tous les prétextes pour critiquer mon homme de ne pas m'aider. Je cherchais à plaire, je suis plus détachée, j'ai moins d'attente. Je n'ai plus besoin de cette reconnaissance permanente. Je respecte mon temps. Je suis passée de 40 % de mon potentiel à 120 %. Je suis Moi. »

TÉMOIGNAGE DE WILDA « J'ai longtemps été une femme très masculine, ma famille me trouvait brutale et rapide dans mes gestes. On me comparait à un garçon, j'en avais assez. J'avais démissionné d'un travail et, dans le nouveau poste que j'occupais, je me plaignais tout le temps. Quand j'ai commencé à modifier ma façon de parler, sans m'en rendre compte, j'ai parlé à mon responsable d'une façon plus posée. Les choses ont changé à partir de ce moment-là. Les collègues m'ont même fait remarquer que j'étais différente : "Tu es amoureuse, Wilda ?" (Et je l'étais... de moi !)

Naturellement, je ne comprenais pas, car je ne me rendais pas compte que mon rythme interne était en train de se modifier et que quelque chose en moi s'apaisait. Je marchais moins vite et je pensais moins vite, mais de façon plus précise et concise, sans que les pensées s'éparpillent dans tous les sens.

Ma famille avait aussi remarqué ces changements. J'ai commencé à faire des compliments, des câlins, des sourires. Je suis sortie de ma zone de confort. En fait, je m'aimais davantage. J'ai commencé à vivre pour moi : tout ce que je faisais, je le faisais pour moi et non plus pour les autres. Les gens avec qui j'avais des problèmes viennent maintenant me dire bonjour, me parler avec plaisir, comme si le conflit n'avait jamais existé. J'ai carrément changé de vibration. »

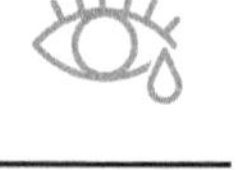

La Perméabilité
aux émotions

« Ne laissez jamais vos peurs vous empêcher de faire
ce que vous savez juste. » **—AUNG SAN SUU KYI**

En quoi consiste l'énergie féminine de la perméabilité aux émotions ?

Les émotions sont connectées à un organe extraordinaire : le cœur.

Les scientifiques ont démontré que le cerveau analysait l'information et que le cœur ressentait et imprimait l'information dans le corps. Tels sont les résultats des chercheurs de l'institut HeartMath aux États-Unis qui ont aussi découvert que le cerveau du cœur pensait avant le cerveau de la tête.

Il existe un concept en médecine énergétique appelé « cardiologie énergétique ». Quand le cœur reçoit des informations de l'extérieur, il génère des champs importants dans le corps entier. C'est ce que le Dr Rollin McCraty, directeur du HeartMath, explique : le cœur envoie des signaux rythmiques et électromagnétiques qui gouvernent l'ensemble du corps. Et cette information est modulée par des schémas émotionnels. Par exemple, si l'on se sent frustré, en colère ou irrité, l'information est imprimée sur ce champ magnétique dans le corps. Et ce champ est vraiment différent si l'on ressent de l'attention, de l'amour, de la compassion envers une personne.

Le cœur est donc l'organe principal qui permet à l'Homme de ressentir et d'être en connexion avec les éléments qui l'entourent. C'est ce que l'on pourrait appeler la « perméabilité aux émotions ». Ainsi, il est normal que la femme vive des états émotionnels divers, puisque son cœur est comme une sorte de catalyseur d'énergies entrantes et sortantes. Et c'est bien spécifique à la femme, car elle a dans sa structure énergétique et psychologique un état émotionnel plus amplifié que l'homme.Les femmes sont donc par nature beaucoup plus connectées à leurs émotions que les hommes, quand ces derniers sont plus connectés à leur intellect.

Le déséquilibre aujourd'hui dans les sociétés modernes provient du fait que la plupart des femmes sont connectées à l'intellect et de moins en moins à leurs émotions. Dans l'entreprise, elles n'osent pas manifester leur sensibilité et leurs réactions émotionnelles, de peur d'être mal vues. Dans un monde dirigé en grande partie par le pouvoir masculin, il vaut mieux fonctionner avec la tête plutôt qu'avec les émotions. La culture du « ne rien montrer, ne rien laisser paraître » est bel et bien installée.

Pourquoi est-il important de réveiller cette énergie ?

La femme a le pouvoir de changer le monde grâce à la puissance de son cœur.

De façon plus générale au niveau sociétal, les femmes des grandes villes modernes vivent beaucoup dans les forces masculines. Elles analysent tout, elles gèrent leur vie à partir d'une « check-list ». Et quand il leur arrive un souci de santé, elles adoptent une dynamique de réflexion intellectuelle. Elles ont perdu l'accès à leurs émotions. La vie nous parle à travers les épreuves, à travers les événements, et si vous n'êtes pas connectée à vos ressentis, c'est-à-dire aux émotions qui passent dans votre corps, vous revivrez les mêmes situations, jusqu'à ce que vous compreniez l'enseignement qui vous est destiné.

Retrouver son équilibre émotionnel, redevenir perméable à ses émotions est devenu une urgence capitale pour l'Humanité. Car sans émotion, il y a déshumanisation, et perte de contact avec la réalité vivante et l'essentiel sur Terre. Si la femme est consciente de l'émotion qu'elle transmet, par exemple la joie, ou un sentiment tel que l'amour, elle émet une vibration si élevée qu'elle transforme immédiatement la relation. Si cela est compris et entendu par tous, l'entreprise et tous les systèmes changeront de mode de pensée et incluront la femme d'un point de vue stratégique dans leur prise de décision, car elle élève les échanges et contribue à la paix. Nous réussirons alors à renverser la tendance globale et à créer un monde plus humain, qui pense avec le cœur et agit avec la tête. À nous de nous prendre en main et de réveiller cette part féminine en chacune de nous, car elle a le pouvoir d'éveiller l'amour et la compassion en chacun de nous.

La polarité masculine de la perméabilité aux émotions : le mental

Dans les pays développés, le mental a pris une place dominante. Les décisions sont prises principalement à partir de la réflexion. Comme je vous le disais, l'émotion n'a plus ou peu de place dans notre vie aujourd'hui. Nous arrivons à des situations de crise, car la part humaine n'a pas été prise en compte : celle de l'affect, l'émotion, la sensibilité.

Les quatre niveaux de la perméabilité aux émotions

NIVEAU 1 = Vous êtes peu émotive, tout est calculé et réfléchi dans votre tête. D'ailleurs, dans votre vision du monde, seule la tête existe, le corps n'existe pas. Vous n'êtes pas quelqu'un d'empathique, et vous connecter à vos émotions vous agace car vous n'y arrivez pas, cela vous semble complètement irréaliste.

NIVEAU 2 = Vous êtes peu émotive. Cependant vous cherchez à être en contact avec vos émotions et avec celles des autres. Il vous semble bien qu'il vous manque quelque chose.

NIVEAU 3 = Vous êtes une personne plutôt à l'écoute de ses émotions et vous savez les utiliser pour créer des relations agréables et stables avec les personnes autour de vous. Votre présence est rayonnante aux yeux des autres, car vous êtes considérée comme une humaniste.

NIVEAU 4 = Vous êtes hyperémotive, un rien vous fait pleurer, rougir, vous mettre en colère. Vous semblez tellement fragile que l'on a peur de vous approcher et de vous dire les choses.

La tendance extrême de la perméabilité aux émotions est d'être hyperémotive. Tout ce qui vous entoure, tout ce que l'on peut vous dire, vous plonge dans une réaction émotionnelle disproportionnée que vous n'arrivez pas à recycler.

La tendance extrême du mental est une personne qui a le petit vélo qui tourne sans cesse dans sa tête. Un bavardage incessant. Le risque est qu'elle se retrouve dans un état de dépression et de *burn-out*, qu'elle perde le contact avec la réalité qui l'entoure, s'enferme sur elle-même.

L'important est de trouver le juste milieu sur le curseur entre la perméabilité aux émotions et le mental.

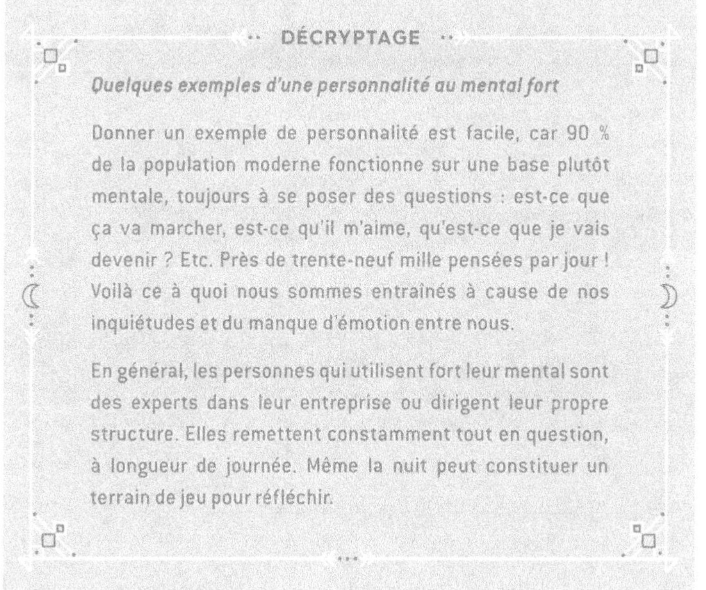

Quelques exemples d'une personnalité au mental fort

Donner un exemple de personnalité est facile, car 90 % de la population moderne fonctionne sur une base plutôt mentale, toujours à se poser des questions : est-ce que ça va marcher, est-ce qu'il m'aime, qu'est-ce que je vais devenir ? Etc. Près de trente-neuf mille pensées par jour ! Voilà ce à quoi nous sommes entraînés à cause de nos inquiétudes et du manque d'émotion entre nous.

En général, les personnes qui utilisent fort leur mental sont des experts dans leur entreprise ou dirigent leur propre structure. Elles remettent constamment tout en question, à longueur de journée. Même la nuit peut constituer un terrain de jeu pour réfléchir.

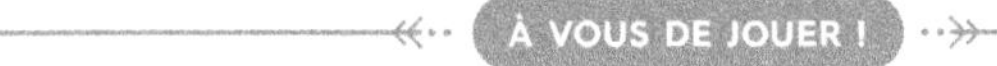 Comment mesurer le niveau d'énergie de la perméabilité aux émotions ?

Mesurer le niveau de perméabilité aux émotions peut se faire en utilisant les quatre émotions de base : joie, tristesse, peur, colère. Cependant, les résultats s'avèrent beaucoup plus parlants quand on raisonne en termes d'intensité de transmission de l'émotion. À combien évaluez-vous votre émotion ? De faible à intense. Et quel est le niveau de transmission d'une personne à une autre ? Avez-vous un impact fort ou faible sur votre environnement ? Antoine Deswarte, fondateur de HNL (*Heart Never Lies*), une start-up lilloise, a réussi à concevoir un instrument qui permet de mesurer l'émotion[6]. Ce qui importe est de savoir identifier son émotion, la localiser, la ressentir, et pouvoir en parler.

À VOUS DE JOUER !

Voici une série de dix questions qui va vous permettre d'évaluer l'intensité de vos émotions et de voir dans quelle mesure vos émotions ont un impact sur votre entourage. À vos curseurs ! Pour chacune des questions, répondez aux deux questions suivantes :

— À combien évaluez-vous votre émotion ? Évaluez du plus faible de votre ressenti au plus fort (de 1 à 10)

— Avec votre émotion, exercez-vous un impact faible ou fort sur votre environnement ? (de 1 à 10)

Puis vous ferez une évaluation en calculant la moyenne des deux réponses.

Voici un exemple pour la première question :

1. Ressentez-vous votre joie quand vous êtes heureuse ? Dans quelle partie de votre corps ? À quel endroit ?

---

6. Voir aussi : www.dailymotion.com/video/x639nxb

a) À combien évaluez-vous votre émotion ? Évaluez du plus faible de votre ressenti au plus fort (de 1 à 10).

RÉPONSE : je ne suis pas souvent en joie, d'ailleurs je ne sais pas très bien ce que c'est. Je ne la ressens pas dans mon corps, aucun ressenti. Je souris mais je ne ressens pas la joie.
J'évalue à 2/10.

b) Avec votre émotion, exercez-vous un impact faible ou fort sur votre environnement ? (de 1 à 10)

RÉPONSE : est-ce que ma joie, avec le niveau que j'ai défini juste avant, a un impact positif ou négatif sur mon environnement ?
Je comprends que je ne suis pas une femme très joyeuse. Par conséquent, ma joie n'a pas d'incidence sur mon mari, ni mes enfants.
J'évalue à 4/10.

La moyenne des deux résultats est 3/10.

2. Ressentez-vous votre tristesse quand vous êtes malheureuse ? Dans quelle partie de votre corps ? À quel endroit ?

3. Ressentez-vous votre colère quand vous ne vous sentez pas respectée, considérée, aimée ? Quand les limites que vous mettez sont dépassées ? Où se situe votre colère dans votre corps ?

4. Quand vous voyez une personne faire la manche, cela vous touche-t-il ? Ressentez-vous de la compassion, de l'empathie ?

5. Avez-vous envie d'aider les personnes âgées ou démunies, les enfants maltraités ou orphelins ?

6. Quand vous regardez un film dramatique, vous arrive-t-il de pleurer ? Sentez-vous votre gorge serrée ? Ou vous dites-vous « Ha là là... encore des pleurs ! Je zappe sur une autre chaîne » ?

7. Avez-vous l'impression d'être simplement des yeux et une tête, sans sentir que vous habitez un corps charnel ?

8. Sentez-vous l'émotion quand vous dites « je t'aime » à quelqu'un ? Ou cela reste-t-il juste des mots ?

9. Quand une personne proche de votre entourage est à l'hôpital, sentez-vous l'impulsion de réorganiser votre emploi du temps pour passer du temps avec elle, d'être là pour elle physiquement et moralement, de lui tenir la main et la soutenir pour lui donner des forces ? Ou vous dites-vous « Ça ira bien pour elle, de toute façon il y a des personnes sur place qui s'en occupent » ou « Je l'ai eue au téléphone et elle semblait aller bien » ?

10. Quand vous vous informez des nouvelles du monde, êtes-vous sensible aux catastrophes ? Qu'est-ce que cela vous fait ? Quelle émotion ressentez-vous ? À quel endroit dans votre corps ?

Une fois que vous avez répondu aux deux questions pour chacune des dix interrogations, calculez la moyenne totale de tous les résultats et reportez ce chiffre sur le curseur féminin–masculin : « Perméabilité aux émotions – Mental » (p. 105).

Paroles de femme

TÉMOIGNAGE DE PATRICIA « Avant, j'avais du mal à exprimer mes émotions, je les réprimais. Aujourd'hui, je les entends, je les vis, je peux les pleurer. J'ai pleuré alors que je ne pleurais plus depuis longtemps, les larmes m'ont soulagée. Je me suis libérée d'un attachement. Je n'ai plus de rancœur, de colère, je n'ai plus peur d'être abandonnée. Je mangeais n'importe quoi, beaucoup de sucre : je mangeais mes émotions. L'amour de soi rend invincible. »

TÉMOIGNAGE DE JEANNE « Je ne veux plus rêver mes rêves, je veux les vivre. Avant, dans mon couple et dans tous les domaines de ma vie, ça n'allait vraiment pas bien. Je voulais divorcer, je ne parlais plus à ma famille, ni à ma belle-famille. Tout me semblait insupportable et inchangeable. J'étais une sorte de kamikaze avec l'alimentation. Mes pensées, c'était un vrai film d'horreur qui se déroulait en permanence.

Je me plaignais de tout.

Mon corps : je ne l'aimais pas du tout, je ne le voyais pas. Je voulais maigrir pour mon compagnon, mais pas pour moi. Cependant, je ne parvenais jamais à maigrir.

Aujourd'hui, je vis complètement autre chose grâce à la transformation féminine. Je me sens bien dans mon couple, la relation est repartie, nous parlons beaucoup de tout. C'est très beau et très profond, nos échanges sont différents. Je peux enfin lui parler calmement sans qu'il s'énerve et, lui aussi, il apprend à m'écouter.

Je choisis mes pensées et je suis capable de chasser les mauvaises et d'en garder les bonnes.

Je ne me remplis plus ; je me nourris, je mange, je choisis les bons aliments pour mon corps.

Je dis oui à la vie ! J'ai une énorme gratitude pour ce beau cadeau dans mon existence. »

ÉTABLISSEZ VOTRE TABLEAU DE DIAGNOSTIC : QUELLES ÉNERGIES DEVEZ-VOUS RÉVEILLER ?

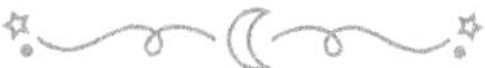

Bravo ! À ce stade, vous avez découvert les neuf énergies féminines et êtes en train de vous évaluer. Il faut du courage pour regarder en face sa vérité, se voir telle que l'on est vraiment, telle que l'on se comporte et l'on parle dans la vie quotidienne. Vous avez dépassé vos appréhensions et accepté de regarder d'autres facettes de vous. Je vous félicite !

Vous êtes à présent sur le chemin de la femme puissante, elle commence à se réveiller en vous et à se manifester.

Peut-être avez-vous déjà ressenti son aura ? Elle veut se montrer, dire qu'elle existe, s'affirmer, dire « Oui », dire « Non », en fonction d'elle, de ce qu'elle ressent et non pas à partir du désir d'un autre ou par principe.

Vous commencez peut-être à vouloir vous affirmer tout en restant vous-même. Même si vous avez une personnalité masculine, vous êtes certainement en train de découvrir la femme touchante et attendrissante qui se cachait derrière votre miroir d'apparence dure et directe.

Grâce à la série de questions listées ci-dessous, vous allez pouvoir dresser votre auto-diagnostic complet, avoir une vision d'ensemble de qui vous êtes aujourd'hui et poser vos objectifs pour aller vers la véritable femme cachée en vous.

C'est le cadeau de votre authenticité sincère à vous-même qui définira votre profil féminin et masculin. En d'autres mots, c'est un jeu avec vous-même. Plus vous y allez franco sans trop réfléchir, plus les résultats seront proches de la vérité de qui vous êtes, et plus les outils de transformation proposés dans ce livre pour équilibrer le féminin et le masculin en vous seront utiles et pertinents.

Alors allons-y pour cette étape de synthèse intermédiaire ! Commencez par réfléchir aux questions suivantes.

Où en êtes-vous dans votre vie ?

Observez votre vie actuelle dans ses différents domaines.

C'est comme une sorte d'état des lieux de là où vous en êtes aujourd'hui. Inutile de vous juger, car cela vous éloigne du processus en cours et peut fausser les résultats. Prenez la distance nécessaire et observez-vous comme si vous regardiez la vie d'une autre personne se dérouler sous vos yeux, comme dans un film.

Vous pouvez vous aider de la méthode du « mind mapping » (autrement dit une représentation visuelle des idées et des informations sous forme d'un schéma) si vous le souhaitez. Tout ce qui est bon et vous inspire pour répondre le plus précisément possible est bienvenu.

Voici quelques questions qui pourront alimenter votre réflexion.

Vous et votre relation avec vous-même

Observez comment vous vous comportez avec vous-même. Quelle place vous donnez-vous ? Êtes-vous prête à vous donner les moyens pour avancer dans votre transformation personnelle ? Qu'est-ce qui compte le plus pour vous et qui n'est pas vous ? Êtes-vous généreuse ? Êtes-vous plutôt du genre à attendre que l'on vous donne plutôt que de donner de façon désintéressée ?

Le couple

Êtes-vous en couple ? Depuis combien de temps ? Êtes-vous heureuse de votre relation ? Si oui, pourquoi ? Sinon pourquoi ? Pourquoi avez-vous choisi d'être en couple ou de rester célibataire ? Qu'attendez-vous de l'autre que vous ne vous donnez pas à vous-même ? Est-ce difficile pour vous d'être célibataire ?

La famille

Êtes-vous proche de votre famille ou vivez-vous à l'étranger ? Pourquoi ce choix ? Avez-vous des enfants ? Combien ? Vos parents sont-ils vivants ? Formez-vous une famille unie ou chacun vit-il de son côté ? Êtes-vous satisfaite des relations familiales que vous vivez ? Ou subissez-vous les relations familiales ?

Le professionnel

Aimez-vous votre travail ? Avez-vous envie de faire autre chose ? Avez-vous le sentiment de contribuer à une bonne action en faisant ce travail ? De quoi êtes-vous le plus fière ? Vous sentez-vous épanouie ?

L'argent

Aimez-vous l'argent ? Êtes-vous plutôt salariée ou chef de votre propre entreprise ? Quelle est votre relation à l'argent ? À quel âge avez-vous commencé à gérer de l'argent ? Êtes-vous satisfaite de votre niveau de rémunération ? Que mettez-vous en place pour améliorer votre situation ? Comment voyez-vous votre évolution en termes de finances ? Qui gère les finances dans votre foyer ? Êtes-vous à l'aise dans votre relation avec l'argent ?

Social et amical

Vous sentez-vous bien entourée dans votre vie sociale, amicale ? Êtes-vous du genre à avoir plein d'amis ou êtes-vous plutôt solitaire ? Quelle importance les amis ont-ils pour vous ? Que représentent-ils pour vous ? Entretenez-vous une sphère amicale ou préférez-vous rester dans votre grotte et vivre votre vie ?

Les vacances

Quand êtes-vous partie en vacances la dernière fois ? Êtes-vous du genre « vacances de dernière minute » ou préférez-vous les préparer bien à l'avance ? Que représentent pour vous les vacances : un temps de repos ? une perte de temps ? du stress professionnel ? Vous autorisez-vous à partir en vacances, même pour une courte durée ? Comment vos vacances idéales se dérouleraient-elles ? Où ? Les avez-vous déjà vécues ?

La vie spirituelle

Avez-vous une vie spirituelle qui soutient vos efforts dans votre vie quotidienne ? Pratiquez-vous la méditation ? Prenez-vous du temps pour vous afin de rester avec vous-même ? Pour marcher dans la nature ? Faire du sport ? Quelles sont vos lectures ? Plutôt des textes qui encouragent l'introspection ? Quelles sont les personnes qui enrichissent votre inspiration ? Menez-vous des actions désintéressées qui vous permettent de contribuer au bien-être des gens sans rien attendre en retour ? Faites-vous du bénévolat ?

De quelle tendance générale féminin-masculin êtes-vous ?

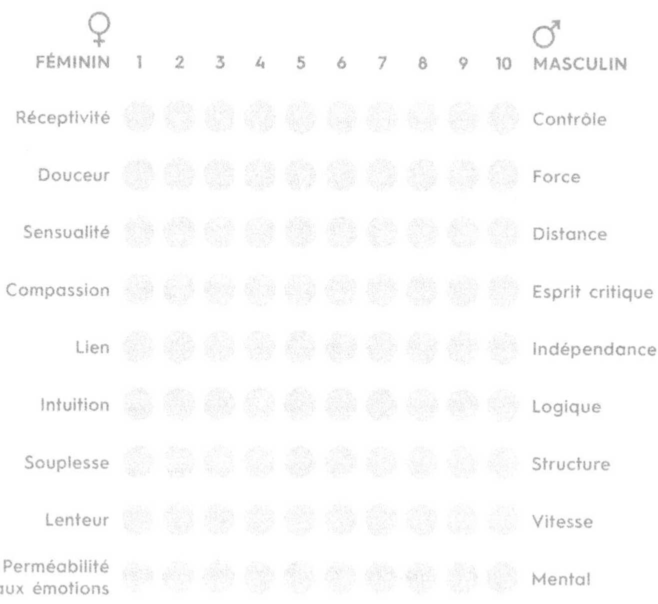

Parmi les neuf énergies, combien avez-vous pointé d'énergies féminines et combien d'énergies masculines ?

Faites le total du nombre de chacune des énergies et vous connaîtrez votre tendance : soit féminine soit masculine.

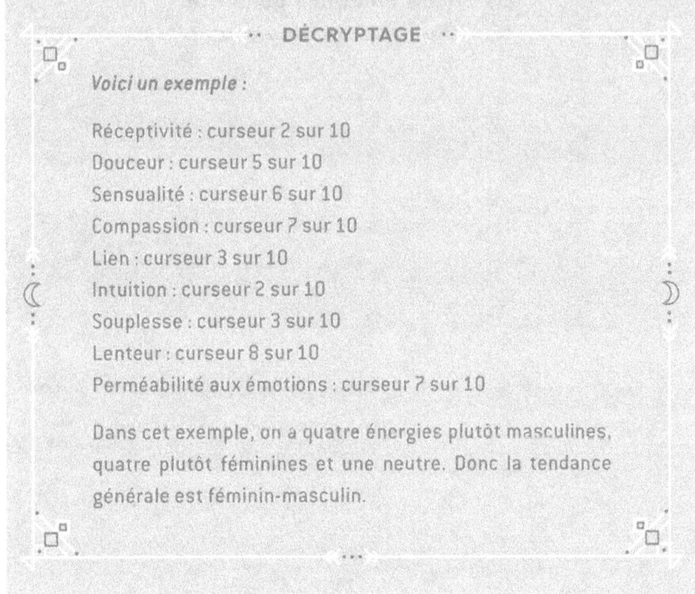

Quelles énergies devez-vous réveiller ?

Reprenez la liste des neuf énergies et identifiez celles que vous devez réveiller pour retrouver l'équilibre intérieur. Rappelez-vous : commencez par les énergies qui vous paraissent les plus difficiles à appréhender, car elles ne sont pas très connues de vos capteurs sensoriels.

Dans l'exemple ci-dessus, on compte cinq énergies féminines à réveiller pour se rééquilibrer et manifester sa puissance :

- réceptivité ;

- intuition ;

- lien ;

- souplesse ;

- douceur.

Établissez votre tableau de diagnostic

Sur quelles énergies allez-vous travailler pendant les trois premiers mois ? Puis les trois mois suivants ? Puis les trois derniers mois pour compléter le parcours des neuf mois ?

À présent que vous avez identifié votre tendance générale et les énergies à réveiller, vous êtes prête pour établir l'outil qui va vous permettre de révéler votre trésor caché en vous depuis des siècles : votre calendrier féminin sur neuf mois.

Des difficultés ?

Prenez votre carnet et notez pour chacune des neuf énergies ce qui vous semble difficile dans leur approche et ce que vous souhaitez développer. Puis tentez de préciser pourquoi.

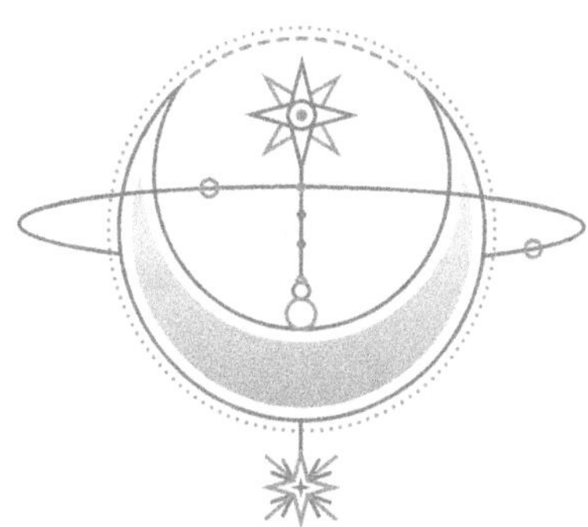

·· **DÉCRYPTAGE** ··

Voici un exemple pour vous guider dans la construction de votre calendrier des trois fois trois mois, sur neuf mois.

1. Définition des tendances de chaque énergie :

RÉCEPTIVITÉ :
2 sur 10   Résultat : tendance masculine

DOUCEUR :
5 sur 10   Résultat : tendance féminin-masculin

SENSUALITÉ :
6 sur 10   Résultat : tendance féminine

COMPASSION :
7 sur 10   Résultat : tendance féminine

LIEN :
3 sur 10   Résultat : tendance masculine

INTUITION :
2 sur 10   Résultat : tendance masculine

SOUPLESSE :
3 sur 10   Résultat : tendance masculine

LENTEUR :
8 sur 10   Résultat : tendance féminine

PERMÉABILITÉ AUX ÉMOTIONS :
7 sur 10   Résultat : tendance féminine

2. Construction du calendrier des trois fois trois mois, sur neuf mois :

Classement des énergies dans l'ordre de la quotation la plus faible vers la quotation la plus forte.

Ici nous avons la séquence suivante :

Réceptivité : 2 / Intuition : 2 / Lien : 3 / Souplesse : 3 / Douceur : 5
Sensualité : 6 / Compassion : 7 / Perméabilité aux émotions : 7
Lenteur : 8

a) Les trois premiers mois :

La semaine 1, je travaillerai les énergies les moins développées, à savoir la réceptivité (2).
La semaine 2, je travaillerai l'intuition (2).
La semaine 3, je travaillerai le lien (3).

Et le reste du trimestre, je mets en pratique au quotidien les affirmations (que nous verrons dans le prochain chapitre) et les trois énergies féminines les moins développées.

b) Les trois mois suivants :

La semaine 1, je travaillerai les énergies moyennement développées, à savoir la souplesse (3).
La semaine 2, je travaillerai la douceur (5).
La semaine 3, je travaillerai la sensualité (6).

Et le reste du trimestre, je mets en pratique au quotidien les affirmations (que nous verrons dans le prochain chapitre) et les trois énergies féminines les moins développées.

suite >

c) Les trois derniers mois :

La semaine 1, je travaillerai les énergies plus faciles pour moi, à savoir la compassion (7).
La semaine 2, je travaillerai la perméabilité aux émotions (7).
La semaine 3, je travaillerai la lenteur (8).

Et le reste du trimestre, je mets en pratique au quotidien les affirmations (que nous verrons dans le prochain chapitre) et les trois énergies féminines les moins développées.

3. Tableau de diagnostic :

LES TROIS PREMIERS MOIS	LES TROIS MOIS SUIVANTS	LES TROIS DERNIERS MOIS
21 jours :	**21 jours :**	**21 jours :**
Semaine 1 Réceptivité	Semaine 1 Souplesse	Semaine 1 Compassion
Semaine 2 Intuition	Semaine 2 Douceur	Semaine 2 Perméabilité aux émotions
Semaine 3 Lien	Semaine 3 Sensualité	Semaine 3 Lenteur
Jours restants :	**Jours restants :**	**Jours restants :**
Pratiques quotidiennes	Pratiques quotidiennes	Pratiques quotidiennes

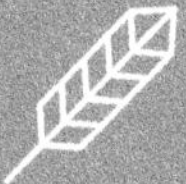

Partie 3

AMUSEZ-VOUS ! LIBÉREZ VOTRE PUISSANCE ET SOYEZ VOUS-MÊME !

Nous allons voir concrètement comment renforcer chaque énergie féminine essentielle tout en maintenant un équilibre avec sa polarité inverse. Ceci dans le but de retrouver votre équilibre intérieur et d'impulser le déploiement de votre puissance de femme.

La méthode va consister à se reconnecter à son énergie féminine et à en augmenter la vibration pour activer les circuits neuronaux et engager une transformation durable de la polarité afin de rétablir l'équilibre de la situation.

La méthode peut s'utiliser pour renforcer une énergie féminine en particulier pendant un trimestre ou pour faire face à une situation ponctuelle où l'énergie masculine prend soudain le dessus (voir le processus de rééquilibrage détaillé ci-après).

Elle repose sur cinq éléments qui permettent de se transformer :

- les mots (formulation quotidienne et mantra de transformation) ;

- les émotions ;

- la visualisation ;

- l'action ;

- la transmission.

> **·· DÉCRYPTAGE ··**
>
> Il est important d'*accepter de changer pour décider de vivre autre chose*, et ainsi inverser la relation émotionnelle en vous. Souvenez-vous de ce qu'avait dit Einstein : « *Les mêmes causes créent les mêmes effets.* » Si vous n'agissez pas, d'une part personne ne le fera à votre place, et d'autre part vous continuerez constamment à revivre les mêmes situations, à avoir les mêmes réactions, à avoir l'impression de subir votre environnement et à accuser votre entourage de votre mal-être. Votre pouvoir est entre vos mains, c'est à vous de décider de votre bonheur ! Personne ne le fera à votre place. Modifiez votre perception et vous changerez votre monde.

LES CINQ DIMENSIONS

Le pouvoir des mots : les phrases de transformation

La formulation quotidienne

La formulation quotidienne définit l'objectif de votre journée. C'est la phrase qui pose le ton, l'objectif émotionnel à vivre pendant votre journée.

Par exemple : pour l'énergie de la compassion, c'est « Aujourd'hui, je vis pleinement dans l'amour et la compassion avec les personnes que je rencontre. »

Répétez-la une à trois fois le matin et gardez-la sous les yeux pour vous en souvenir régulièrement dans la journée. Elle est à pratiquer tous les jours pendant sept jours.

Vous pouvez l'écrire sur un Post-it et la placer sur votre réfrigérateur ou sur le tableau de bord de votre voiture si vous passez du temps au volant, ou en fond d'écran de votre téléphone. Pour ma part, j'aime bien l'enregistrer plusieurs fois en mode « rappel » sur mon téléphone. Ainsi je me reconnecte à ma formulation quotidienne facilement et discrètement si je suis en réunion.

Quand vous serez dans la période restante des soixante-neuf jours du trimestre, vous pourrez pratiquer la formulation quotidienne qui vous inspire le plus parmi les trois que vous aurez déjà travaillées pendant les vingt et un premiers jours.

Ainsi vous ferez un trimestre entier de pratique avec les trois formulations quotidiennes.

Le mantra de transformation

Le mantra est une formule sacrée hindoue dotée d'un pouvoir spirituel. Chaque syllabe que vous prononcez vibre à une fréquence vibratoire très élevée qui active un potentiel transformateur sur votre mental et les milliards de cellules de votre corps.

Le mantra se répète à longueur de journée, dès que vous avez un moment de libre avec vous. Cela peut être en voiture, dans les transports, dans la salle de bains, parfois même aux toilettes... Il vous aide à calmer votre mental, à canaliser votre énergie et surtout il vous appelle à vous arrêter pour le répéter quelques minutes, quelques secondes. Son pouvoir est intense.

Par exemple, le mantra de l'énergie féminine de la compassion est : « Je suis amour, je vis l'amour. »

Le pouvoir du ressenti et des émotions

Le pouvoir du ressenti est directement lié aux émotions et au cœur.

Il s'agit de revenir à soi, à ses sensations dans son corps, dans sa gorge, dans son ventre. Ressentir, c'est se mettre à nu avec son émotion, l'accueillir et l'accepter telle qu'elle est sans vouloir l'interpréter ou la nier.

La toute première qualité féminine, souvenez-vous, est la réceptivité. Se mettre en réceptivité est une décision, car on nous apprend dès le plus jeune âge à ne ressentir qu'avec la tête. C'est un moment où l'on arrête tout pour ressentir, revenir à la sensation dans son corps, à ce qui frétille, ce qui coince, gêne ou dévore.

Se concentrer sur sa respiration et mettre de la conscience sur le lieu, les objets qui vous entourent, aide énormément à revenir dans le corps. Prenez conscience de là où vous êtes maintenant, et pas de ce que votre mental vous raconte. Revenez à la réalité !

Le ressenti sera utilisé à la fois dans les conseils, les défis à relever ainsi que dans le processus de rééquilibrage.

Le pouvoir de la visualisation

La visualisation est un outil de développement personnel qui permet de se mettre dans les conditions d'une réalité positive, comme si elle existait déjà. Elle active les hormones du bonheur (dopamine, ocytocine, endorphine, sérotonine) et permet de diminuer le stress. Elle renforce aussi le système immunitaire.

Maintenir une visualisation permanente associée à une émotion positive permet d'entraîner les circuits neuronaux à vivre de nouvelles sensations agréables et d'« engrammer » de nouvelles croyances de bien-être et de succès dans les corps psychique et physique. La visualisation est utilisée principalement dans le processus de rééquilibrage des énergies féminines et masculines.

Le pouvoir de l'action

Pour qu'un changement s'incarne dans votre vie et s'intègre dans une réalité quotidienne, il a besoin d'être ramené à des actions concrètes, avec un véritable but et une stratégie.

L'action est basée sur deux éléments déterminants : votre motivation et votre détermination. Si vous demandez à la vie un changement et que vous ne faites rien pour que cela arrive, il ne se passera pas grand-chose. Votre but se manifestera parce que vous avez défini une vision et établi des objectifs cohérents ainsi que des actions pour y arriver. Si vous avez de la volonté et de la détermination, votre action sera puissante et vous vous apercevrez que tout est possible !

Cependant, il est prouvé par les neuroscientifiques que pour qu'un nouveau comportement s'ancre dans les habitudes, on doit le répéter au moins vingt et un jours. C'est pourquoi, pour chaque énergie, je vais vous inviter dans les prochaines pages à tester un conseil, sur le plan personnel et sur le plan professionnel, puis à relever un défi pendant sept jours (et à le prolonger si possible pendant vingt et un jours).

Le pouvoir de la transmission

Une cinquième dimension, essentielle à mes yeux, est la transmission. La connaissance n'a de valeur que si elle est transmise. Si l'on accumule de la connaissance et un savoir-être uniquement pour soi-même et pour satisfaire son ego, on ne contribue pas au monde, car notre connaissance devient « périssable », elle meurt avec nous le jour de notre mort.

À l'inverse, quand on prend la décision de transmettre à nos jeunes filles le meilleur de nous-mêmes, on se donne la capacité de construire un monde meilleur. Nous offrons à nos enfants un immense cadeau, celui de démarrer la vie avec des clés et des outils. On leur donne des bases solides, des comportements équilibrés naturellement ancrés en eux, qui leur permettront de développer des relations harmonieuses, et d'augmenter leur chance et leur bonheur. Même s'ils ne pourront éviter de passer par la case expérience de la vie et devront se confronter à la réalité du monde, ils partiront au moins avec de bonnes bases. Ainsi, nous agissons et libérons le potentiel de paix et d'harmonie en nous vers les jeunes filles et les générations futures.

La transmission renforce notre transformation, car elle nous met à une place d'initiatrice. Et quand la transmission circule de manière fluide, comme l'eau à travers les rivières, alors la parole sacrée de la femme se répand comme un soleil rayonnant. C'est pourquoi il m'a semblé important de partager avec vous les conseils que je donne aux jeunes mamans afin qu'elles déploient la puissance de leurs filles. Ces conseils peuvent aussi s'appliquer à toutes les petites filles de votre entourage. Tout le monde a une sœur, une nièce, une filleule. Cela peut commencer dès la petite enfance (2 à 3 ans), jusqu'à l'autonomie.

Il me semblait important d'intégrer cette partie dans ce livre comme une continuité naturelle, car la femme est avant tout une initiatrice. Elle initie les autres femmes, les hommes, et aussi les enfants. Elle est un tout dans sa connaissance.

MA MÉTHODE POUR RÉÉQUILIBRER NOTRE POLARITÉ FÉMININ-MASCULIN

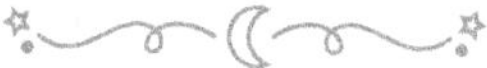

Le processus de rééquilibrage se vit en quatre étapes et comprend des exercices tout simples de respiration et de visualisation.

Quand l'appliquer ? Lorsque vous décidez de travailler sur une énergie féminine en particulier, afin de la développer, c'est parce que vous savez très bien que sa polarité masculine est fort développée chez vous. Par exemple, si vous décidez de travailler sur la lenteur, c'est parce que vous avez pris conscience que vous êtes très souvent dans la vitesse.

Il y a donc fort à parier que vous allez être confrontée à de nombreuses situations où cette énergie masculine va prendre le dessus. La méthode de rééquilibrage va vous permettre de contrôler très vite la situation et de rééquilibrer votre polarité vers plus de féminin (ici, la lenteur).

Les quatre étapes de la méthode

1 Ressentir (inspirez et expirez profondément) pendant une minute.

2 Identifier l'énergie dans laquelle vous vous sentez à ce moment précis. Êtes-vous dans un comportement plutôt masculin ou féminin ? Repérez-le dans le tableau. Énergie féminine ou masculine ? Notez votre énergie et la polarité opposée.

3   Mener le processus de rééquilibrage. Dites : « Je demande à mon subconscient et à mon inconscient, et à toutes les parties de mon corps, de revenir dans leur axe à l'équilibre parfait dans le plus bref délai. »

Concentrez-vous sur votre énergie du moment et dites-lui que vous souhaitez modifier sa polarité, et que c'est important pour vous, pour retrouver votre calme et votre paix intérieure. Puis mettez votre conscience sur la polarité inversée désirée. Activez votre visualisation et voyez-vous dans ce nouvel état émotionnel désiré.

4   Maintenir une visualisation et les sensations de l'état désiré de la polarité inversée.

Élevez votre fréquence vibratoire en pensant pendant une minute à un événement heureux qui vous a marquée dans le passé. Ressentez et sentez-vous en liberté, dans le succès (« C'est fait, la polarité s'est inversée ») et fière de vous ! Célébrez en vous remerciant.

Cette méthode peut vous paraître simpliste et compliquée à la fois. Cependant, je vous invite à l'essayer et vous verrez qu'il ne vous faudra que quelques minutes pour la mettre en application. Plus vous pratiquerez et plus vous aurez des réactions de réajustement instantanées. Pour commencer, prenez le tableau des neuf énergies féminines avec leur correspondance en énergie masculine (voir aussi plus bas), puis vous comprendrez la logique d'utilisation rapidement.

Une chose importante à préciser : cette méthode de rééquilibrage peut tout aussi bien fonctionner lorsque vous sentez que vous êtes trop dans l'énergie féminine, pour activer l'énergie masculine correspondante et revenir à l'équilibre, ce qui reste l'objectif. C'est pourquoi, dans l'explication ci-dessous de mise en application du processus de rééquilibrage, les deux scénarios sont envisagés (trop de féminin ou trop de masculin).

·· DÉCRYPTAGE ··

Prenons un exemple de situation concrète : vous êtes en grande discussion avec une personne, la conversation s'anime et vous déployez beaucoup d'efforts pour la convaincre.

ÉTAPE 1 : Ressentir

Situation concrète : inspirez et expirez profondément. Prenez conscience de l'air qui passe par vos narines et arrive dans vos poumons.

ÉTAPE 2 : Identifier l'énergie ressentie, masculine ou féminine, et sa polarité opposée

Dans le tableau du Féminin et Masculin, identifiez dans quelle énergie vous vous sentez au moment des faits, et référez-vous à la polarité inverse.

FÉMININ	MASCULIN
Réceptivité	Contrôle
Douceur	Force
Sensualité	Distance
Compassion	Esprit critique
Lien	Indépendance
Intuition	Logique
Souplesse	Structure
Lenteur	Vitesse
Perméabilité aux émotions	Mental

suite >

Ce qui est important, c'est d'identifier de façon claire si vous vous sentez à ce moment précis dans une énergie féminine ou masculine.

Situation concrète : la conversation s'anime et vous faites beaucoup d'efforts pour convaincre votre interlocuteur. Dans le tableau, cela correspond à une énergie masculine, **la force**. L'énergie féminine, polarité opposée, est celle de la **douceur**, qui permet de rétablir l'équilibre en vous.

ÉTAPE 3 : Mener le processus de rééquilibrage entre les deux polarités Féminin-Masculin

C'est l'étape la plus délicate, car il s'agit de procéder au rééquilibrage.

Situation concrète :

a) Demandez à votre subconscient d'accepter de revenir à l'équilibre pour votre bien-être, votre santé et votre paix intérieure. Prononcez la phrase suivante : « Je demande à mon subconscient, à mon inconscient et à toutes les parties de mon corps de revenir dans leur axe à l'équilibre parfait dans les plus brefs délais. »

Ne vous accrochez pas au jugement du mental ni à l'orgueil qui peut vous faire croire que vous en êtes incapable. Imaginez que le mental est comme un petit enfant gâté : quand vous lui dites avec fermeté de se taire, il s'exécute immédiatement.

b) Adoptez un sentiment de douceur intense jusque dans les sensations de votre corps. Pour vous aider, visualisez une scène dont vous vous souvenez. Si vous n'avez pas de souvenir sur le moment, ne perdez pas de temps. Recourez à votre imaginaire et créez une scène où vous vous voyez recevoir beaucoup de douceur ou toucher quelque chose de très doux.

Si vous ressentez la résistance de votre mental à faire cet exercice, pensez à tous les bienfaits et à la sérénité que vous ressentirez intérieurement quand vous aurez franchi ce cap. Vous vous sentirez tellement mieux, votre vibration sera si élevée qu'elle rayonnera tout autour de vous. C'est votre cadeau et celui que vous faites aussi aux autres de ne pas souffrir de votre état émotionnel ni de le subir.

c) Ressentez cette douceur dans toutes les cellules de votre corps, de votre tête, dans vos veines, dans votre sang.

Ne vous dites pas « je ne ressens rien... », car sinon vous envoyez un message d'échec à vos cellules. Restez confiante que votre corps est en train de se transformer, et qu'il suit vos ordres à la lettre.

Lorsque vous sentez véritablement toute cette douceur dans votre corps, cela veut dire que le changement a opéré dans vos circuits neuro-émotionnels. Vous avez offert à vos cellules une nouvelle information et votre état vibratoire s'est modifié. Votre polarité a désormais permuté et le rééquilibrage est terminé.

ÉTAPE 4 : Maintenir une visualisation et les sensations de l'état désiré de la polarité inversée

Élevez votre fréquence vibratoire en visualisant un événement heureux (issu de votre passé ou imaginaire et ressenti comme un désir très fort) pendant une minute.

suite >

Par exemple : vous adorez la mer et vous vous voyez naviguer sur un bateau à voile, en pleine voilure, avec des amis ; vous ressentez un sentiment immense de joie et de liberté, le monde est à vous, plus rien n'est impossible.

Ressentez fort, célébrez avec joie votre rééquilibrage, comme si c'était déjà fait. Souriez de gratitude et réjouissez-vous de votre victoire sur l'ego ; maintenant c'est vous qui contrôlez les manettes de votre vie. Remerciez-vous.

Si par la suite vous recontactez la personne avec qui vous avez eu la discussion, vous verrez que l'énergie s'est complètement modifiée parce que vous êtes revenue dans votre cœur, joyeuse avec vous-même. Et votre interlocuteur n'aura plus de prise pour continuer la conversation qui vous avait mis en brouille, il passera de lui-même à un autre sujet.

RÉCAPITULATIF DES QUATRE ÉTAPES

ÉTAPE 1 : Ressentir

ÉTAPE 2 : Identifier l'énergie ressentie, masculine ou féminine, et sa polarité opposée

ÉTAPE 3 : Mener le processus de rééquilibrage entre les deux polarités Féminin-Masculin

ÉTAPE 4 : Maintenir la visualisation et les sensations de l'état désiré de la polarité inversée. Célébrer la joie.

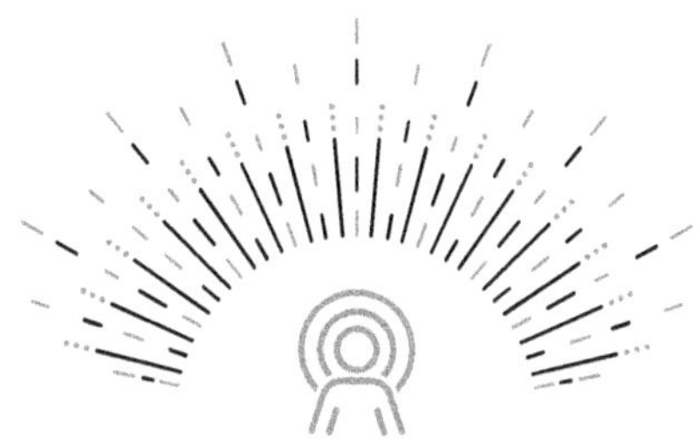

DÉPLOYER L'ÉNERGIE DE LA RÉCEPTIVITÉ

La réceptivité se traduit par l'ouverture au ressenti. Plus vous serez « présente avec vous-même » et ouverte à ce que vous ressentez dans votre corps, plus vous développerez une capacité de réceptivité qui vous permettra de recevoir des informations sur votre environnement sans passer par le mental.

Formulation quotidienne

Voici la formulation quotidienne à faire trois fois le matin pendant sept jours : « Je me laisse recevoir l'énergie de la vie. »

Les phrases de transformation (mantras)

Pour développer votre réceptivité, voici trois mantras. Choisissez celui qui vous inspire le plus et récitez-le dans toute situation pendant sept jours, partout, à tout moment, autant de fois que nécessaire.

« Je suis réceptive à l'énergie de l'amour. »

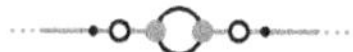

« Je vois les signes que m'apporte la vie. »

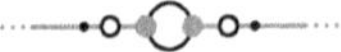

« Je suis ouverte et réceptive aux sensations de mon corps. »

À l'inverse, si vous avez identifié que votre énergie de réceptivité était excessivement élevée, au point que, par moments, vous vous sentez trop stimulée par l'environnement qui vous entoure, portez votre attention sur ce qui vous apaise et stabilise vos énergies.

Vous pouvez vous aider de l'une des phrases de transformation suivantes, composées de la polarité opposée :

« Je demande à mon corps émotionnel
de se calmer immédiatement. »

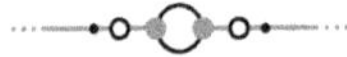

« Je maîtrise parfaitement mes énergies. »

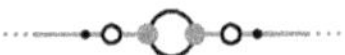

« Je suis dans l'équilibre parfait, même si je ressens
des perturbations émotionnelles. »

Un conseil pour déployer l'énergie de la RÉCEPTIVITÉ sur le plan personnel : DÉVELOPPEZ VOTRE CONCENTRATION

Pour vous aider à développer votre réceptivité sur le plan personnel, il est important de déployer votre concentration. Si votre esprit part dans tous les sens et pense en permanence à mille choses à faire, il vous sera fastidieux de chercher la réceptivité et vous vous découragerez rapidement en faisant les exercices de ce livre.

Je vous invite pour cela à développer une routine du matin pour calmer votre mental.

Quand vous vous réveillez, avant de commencer à parler et à regarder votre téléphone pour voir si vous avez des messages, prenez dix minutes pour vous. Installez-vous dans un espace où vous savez que vous ne serez pas dérangée, et où vous êtes sereine pour y rester tranquille pendant quelques minutes.

Fermez les yeux et sentez votre respiration passer par vos narines. Inspirez lentement et expirez lentement. Faites cela pendant quelques minutes, et à chaque fois, ralentissez votre respiration afin qu'elle soit plus détendue.

Vous vous apercevrez très rapidement que le calme s'installe en vous. À ce moment, vous pouvez faire votre formulation quotidienne et votre mantra. Vous pouvez aussi demander tout ce que vous souhaitez se voir réaliser dans votre journée. Demandez cela dans les moindres détails comme si c'était déjà réalisé et vous verrez les résultats étonnants se manifester dans votre journée.

En voyant des résultats concrets à vos demandes, vous serez de plus en plus motivée à être réceptive, et vous développerez votre concentration.

Un conseil pour déployer l'énergie de la RÉCEPTIVITÉ sur le plan professionnel : SOYEZ À L'ÉCOUTE DE VOS COLLABORATEURS

Si vous êtes chef d'entreprise, directrice, manager d'une équipe, je vous invite à prendre le temps d'écouter vos collaborateurs. Cela peut vous paraître une perte de temps au départ, mais vous vous apercevrez très vite que les gens aiment être écoutés et que cela les met dans de meilleures dispositions pour travailler, et les rend plus volontaires. À leurs yeux, vous devenez humaine, une personne comme tout le monde, et non plus la grande directrice « qui sait tout, qui est très intelligente, et a réponse à tout ».

En les écoutant, vous leur apportez la preuve que vous êtes comme eux, que vous ne savez pas tout et avez besoin de leur collaboration pour réussir l'expansion de votre entreprise.

L'écoute est la première réceptivité. Si vous êtes agressive avec quelqu'un sans le connaître (que ce soit par e-mail ou par SMS), vous ne lui donnerez pas envie de venir vers vous. Et pourtant, cette personne a peut-être une solution à vous apporter dans la problématique à laquelle vous faites face dans l'entreprise.

Par conséquent, restez ouverte et réceptive !

Le défi à relever pendant sept jours

Voici le défi à relever pendant sept jours pour développer votre réceptivité.

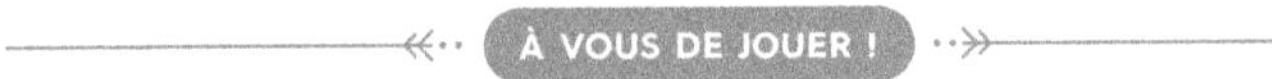

Chaque matin pendant sept jours, allongez-vous et écoutez une musique de relaxation pendant quinze minutes. Préférez un casque, ce sera bien plus agréable et vous vous immergerez dans le monde de la relaxation. Recommencez l'expérience le soir pendant cinq minutes. Contentez-vous d'écouter. Vous pouvez même vous endormir avec la musique dans vos oreilles. Vous trouverez sur YouTube des morceaux de musiques de haute fréquence, qui favorisent la relation. L'objectif ? Développer votre capacité à recevoir, à vous laisser avoir des ressentis dans tout votre corps et votre tête.

Cela vous semble difficile ? Notez sur votre carnet en quoi et demandez-vous quelles solutions vous pouvez apporter.

Cinq conseils pour transmettre l'énergie
de la RÉCEPTIVITÉ aux petites filles

La réceptivité commence dès la naissance, voire dès la conception, car l'embryon reçoit tous les stimuli sonores qu'expérimente la mère. C'est même à ce stade que l'embryon a le plus de ressentis, car son seul contact avec l'extérieur passe par sa capacité à ressentir les émotions de sa mère. C'est donc une énergie qui existe en nous, quoi qu'il arrive. Le plus souvent, nous en sommes coupées, à cause de notre vie trépidante.

Comment aider la petite fille à maintenir un niveau de réceptivité élevé afin qu'elle devienne une jeune femme épanouie et en contact avec ses ressentis ? Voici cinq conseils pour vos filles ou les petites filles de votre entourage.

Son rapport avec elle-même

Expliquez-lui l'importance de ressentir les émotions dans son corps, d'être à l'écoute de sa vie intérieure, et d'en parler avec vous. Qu'elle sente en vous une personne de confiance avec laquelle elle peut partager ses ressentis (tristesse, colère, joie, etc.).

Son rapport avec le monde

Apprenez-lui à être réceptive aux autres, à son entourage, et à décoder ce que les autres peuvent ressentir quand elle parle, se comporte, joue. Cela développe aussi la qualité de l'altruisme.

Son rapport à la créativité

Proposez-lui un petit jeu. Prenez par exemple les quatre émotions de base (tristesse, colère, joie et peur) et demandez-lui d'identifier dans la journée quelle émotion elle ressent à ce moment précis.

Son appartenance à plus grand qu'elle

Donnez-lui la sensation d'appartenir à un monde plus grand qu'elle. Quand elle se relie à la nature qui l'entoure, la pièce où elle se trouve, les personnes avec lesquelles elle est, que ressent-elle ? Amenez-la à mettre des mots sur ses sensations.

Sa contribution au monde, sa valeur

Expliquez-lui également que sa pierre portée à l'édifice d'un monde plus réceptif de ses émotions est importante, et qu'elle contribue à construire un monde meilleur avec de bonnes personnes, des relations aimantes et généreuses de cœur.

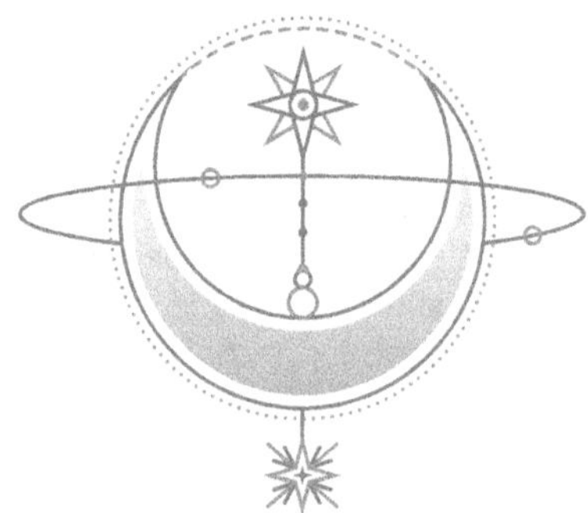

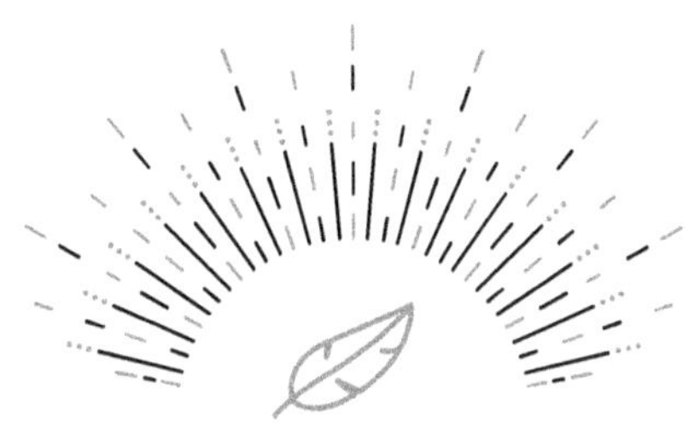

DÉPLOYER L'ÉNERGIE DE LA DOUCEUR

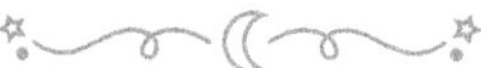

La douceur est ce qui est agréable, doux au toucher ou à la voix. Plus vous cultiverez la douceur dans votre vie, plus vous aurez l'impression que vos problèmes véhiculent un tout autre message. Vous en percevrez les signes et pourrez comprendre et prendre conscience de ce qui se passe. Et vous observerez que cela fait moins mal que lorsque l'on ne s'y attend pas.

Formulation quotidienne

Voici la formulation quotidienne à faire trois fois le matin pendant sept jours : « Je chevauche la vie avec la douceur. »

Les phrases de transformation (mantras)

Pour développer votre réceptivité, voici trois mantras. Choisissez celui qui vous inspire le plus et récitez-le dans toute situation pendant sept jours, partout, à tout moment, autant de fois que nécessaire :

« Je m'ouvre à ma douceur. »

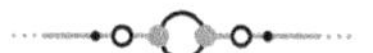

« La douceur transforme tout ce que je fais et tout ce que je dis. »

« Je suis douceur. »

À l'inverse, si vous avez identifié que votre énergie de douceur était excessivement élevée, au point que, par moments, vous sentez que vous manquez de tonicité, portez votre attention sur l'énergie qui vous manque. Vous pouvez vous aider avec l'une des phrases de transformation suivantes, composées de la polarité opposée :

« Je canalise ma force et je libère ma douceur. »

« J'accepte ma force comme canal énergétique. »

« Ma force est mon action. »

Un conseil pour déployer l'énergie de la DOUCEUR sur le plan personnel : OPTEZ POUR DES GESTES SIMPLES ET CONSCIENTS

Pour développer votre douceur, une première étape consiste à apprendre à être en douceur avec soi par des gestes simples.

Par exemple, quand vous hydratez votre peau juste après la douche, soyez attentive à passer la crème sur le corps, lentement et en conscience. Et surtout, je vous conseille de le faire en vous regardant, face au miroir. Vous regarder faire est très important, car cela vous permet d'autogérer votre geste en termes d'appui et de rythme. Il y aura ainsi une double mémoire, celle des capteurs sensoriels et celle du visuel associant le toucher au geste léger et délicat.

Vous allez sans doute me dire : « Oui, c'est bien beau tout ça, mais le matin je suis pressée et je n'ai pas le temps de passer la crème lentement sur chaque centimètre de mon corps ! » Je comprends bien, dans ce cas, privilégiez le soir ou déterminez le moment le plus approprié pour vivre ce moment de douceur avec vous. Vous pouvez aussi relever le défi que je vous propose ci-après.

Développer sa douceur peut aussi passer par le toucher. Prendre un tissu doux, un objet soyeux peut être une façon de développer votre sensation du doux. Cela peut également être une peluche avec des poils tout doux. C'est un temps sacré !

Un conseil pour déployer l'énergie de la DOUCEUR sur le plan professionnel : S'EXPRIMER AVEC DES PAROLES DOUCES

Avoir des paroles douces fait tout de suite retomber la pression en cas de tension dans l'air. C'est l'une des expériences les plus marquantes que j'aie pu faire quand j'exerçais encore mes responsabilités de cadre dirigeante. La tension pour la tension ne fonctionne pas. En revanche, si vous y mettez de la douceur, cela désamorce immédiatement la situation.

La douceur, c'est de l'amour, de la compréhension. En mettant de la douceur dans ses mots, on fait de la place à la relation, et l'autre se sent accueilli et non jugé. Si les conflits sociaux étaient gérés avec plus de douceur, on aurait de bien meilleurs résultats.

Bien entendu, douceur ne signifie pas mollesse ! C'est une douceur ferme, charismatique et empathique. En fait, si la douceur marche aussi bien, c'est parce que nous sommes des êtres affectifs : dès que l'on revient à l'affect et à ce qui est doux et non menaçant, on crée de l'ouverture.

Essayez et vous verrez les réactions de votre équipe, elle sera surprise de découvrir cette douceur chez vous !

Le défi à relever pendant sept jours

Voici le défi à relever pendant sept jours pour développer votre douceur.

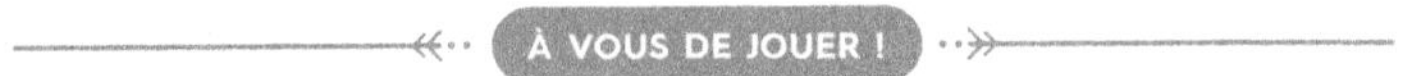

Chaque matin et soir, après votre toilette, passez-vous de la crème sur le corps. Commencez par des parties faciles comme les bras, les jambes, le ventre, le cou. Ressentez la sensation de votre main sur votre corps, ayez des gestes lents et délicats. Laissez-vous tout simplement guider sans vous juger ni vous effrayer. C'est l'art de l'apprivoisement.

Chacune de vous aura sa propre approche de son corps à son propre rythme. Ce qui est important, c'est de sentir que vos faites un pas vers vous et que vous vous découvrez. Surtout prenez du plaisir à vous caresser avec la crème. Nous avons tellement peu l'habitude de nous rencontrer avec nous-mêmes. Cela me fait penser à l'expression « avoir peur de son ombre » : c'est vraiment ce que l'on ressent au début, puis cela s'apaise, on commence à prendre du plaisir et à aimer ce temps solo avec soi, juste dans le moment présent.

C'est le chemin de la grande réconciliation entre vous et votre peau, vos sensations, votre douceur profonde. L'objectif est de prendre conscience de votre douceur, de la laisser émerger pour apprendre à l'exprimer avec votre conjoint et vos enfants ou vos amies. Une cliente m'a dit un jour : « C'est curieux, depuis que j'ai opéré ma transformation, je m'occupe davantage de ma peau. Mais ce qui est encore plus étonnant, c'est que quand je caresse mon chat, j'ai l'impression que... c'est moi que je touche... »

Eh bien oui, c'est exactement cela ! Plus vous allez déployer de douceur avec vous-même, plus vos sens vont se développer et vous ressentirez de la douceur pour vous. Ainsi se modifient votre structure dermique sensitive tout comme votre univers intérieur et extérieur.

Si vous désirez aller plus loin dans l'exploration de votre douceur, vous pouvez développer vos capteurs sensoriels. Il existe différentes techniques comme la thérapie psychocorporelle, la danse sensorielle (orientale ou des cinq rythmes), le massage, et bien d'autres formes.

Ainsi, la thérapie psychocorporelle « travaille sur le corps pour apaiser les maux de l'esprit et libérer nos émotions les plus enfouies. Elle s'appuie sur un principe cher à William Reich, selon lequel nos souvenirs douloureux sont refoulés dans l'inconscient et enregistrés dans le corps, formant une véritable cuirasse[7] ».

La façon de toucher votre peau peut vous amener à développer une conscience plus grande et plus sensitive avec votre « moi-peau ». Je rappelle que l'épiderme est la plus grande enveloppe dermique. C'est celle qui vous entoure, vous protège, vous maintient, vous fait communiquer entre le monde extérieur et intérieur. Elle joue un rôle similaire au placenta pour un fœtus : elle filtre.

Cela vous semble difficile ? Notez sur votre carnet en quoi et demandez-vous quelles solutions vous pouvez apporter.

Cinq conseils pour transmettre l'énergie de la DOUCEUR aux petites filles

Comment aider la petite fille à développer sa douceur et être en harmonie avec son environnement ? Voici cinq conseils pour vos filles ou les petites filles de votre entourage.

Son rapport avec elle-même

Expliquez-lui l'importance d'être en contact avec sa douceur, d'avoir des mouvements doux, d'apprécier les matières douces. Faites avec elle ce geste de douceur du toucher : testez les matières, le tissu, les peluches... Faites-le en étant bien consciente de vos gestes.

---

7. Définition de Psychologies.com : https://www.psychologies.com/Therapies/Toutes-les-therapies/Psychotherapies/Articles-et-Dossiers/Les-therapies-psychocorporelles

Montrez-lui comment prendre du temps pour elle. C'est important de lui laisser cette liberté de passer un moment avec elle-même. Sensibilisez-la aux baumes de soin pour le corps, à se regarder dans le miroir, à ne pas avoir peur de toucher sa peau, à ressentir chaque partie de son corps, à développer sa sensorialité sensible.

Son rapport avec le monde

Apprenez-lui à entretenir des rapports doux et délicats avec les autres, à dire les choses avec douceur, même si elle se sent blessée.

Par exemple, si elle a été bousculée par un petit camarade, sa première réaction va certainement être la défense. Cependant, elle peut utiliser ensuite le dialogue pour comprendre ce qui s'est passé avec cet élève.

Son rapport à la créativité

Proposez-lui un petit jeu. Par exemple, reprenez l'exercice que je vous conseille ci-dessus avec la crème sur le corps et faites-le ensemble avec votre fille. Amusez-vous toutes les deux et partagez ces joies féminines. Elle ressentira toute votre tendresse et votre douceur, le contact avec votre énergie de cœur.

Son appartenance à plus grand qu'elle

Expliquez-lui que la douceur est partout, comme un nuage rose. Il faut garder les pieds sur terre (car la vie a ses défis) mais elle pourra à tout moment se réfugier dans sa bulle de douceur pour se ressourcer.

Sa contribution au monde, sa valeur

Expliquez-lui également que, si elle développe cette douceur en elle, elle apportera cela à la société parce que cela émanera d'elle naturellement. Le monde a besoin de douceur pour évoluer et créer un univers de paix et d'harmonie.

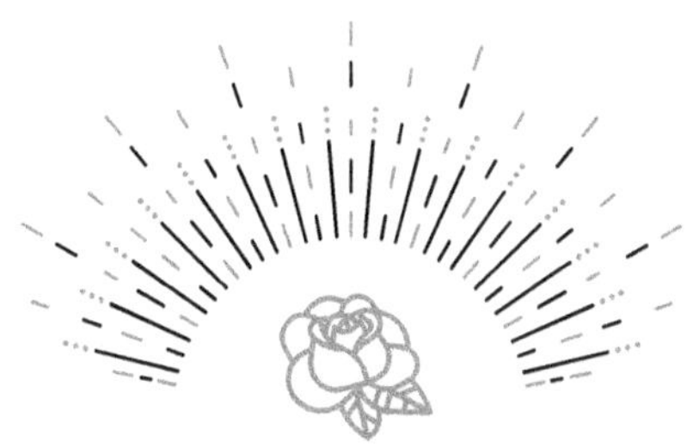

DÉPLOYER L'ÉNERGIE DE LA SENSUALITÉ

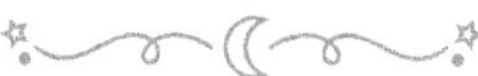

Une personne sensuelle éprouve de l'attirance pour les plaisirs des sens. Elle est attractive et son passage laisse planer un voile de désir ou d'envie.

Formulation quotidienne

Voici la formulation quotidienne à faire trois fois le matin pendant sept jours : « Je déploie ma sensualité. »

Les phrases de transformation (mantras)

Pour développer votre réceptivité, voici trois mantras. Choisissez celui qui vous inspire le plus et récitez-le dans toute situation pendant sept jours, partout, à tout moment, autant de fois que nécessaire :

« Je m'ouvre à la sensualité. »

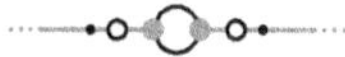

« Je me connecte à l'énergie de la sensualité. »

« Mon corps est sensuel et vivant. »

À l'inverse, si vous avez identifié que votre énergie de sensualité était excessivement élevée, portez votre attention sur ce qui vous apaise et stabilise vos énergies.

Vous pouvez vous aider avec l'une des phrases de transformation suivantes, composées de la polarité opposée :

« Je demande à mon corps sensuel de se calmer immédiatement. »

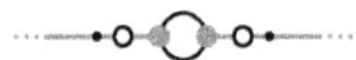

« Je maîtrise parfaitement mon énergie de sensualité. »

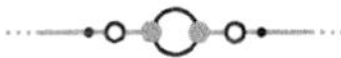

« Je prends de la distance. »

Un conseil pour déployer l'énergie de la SENSUALITÉ sur le plan personnel : VIVEZ UNE HISTOIRE D'AMOUR AVEC VOUS-MÊME

La femme sensuelle est attirante. Elle accroche le regard, elle respire la bonne humeur, elle amène partout avec elle la joie et le plaisir.

Voici les ingrédients pour vivre une belle sensualité : être bien avec soi-même, se sentir à l'aise avec son corps et l'aimer. C'est aussi avoir confiance en vous et en votre corps, avoir conscience qu'il est votre temple sacré et que vous êtes sa reine. Seule vous avez la possibilité d'anoblir votre temple, de le rendre plus beau chaque jour, d'y découvrir ses trésors et son joyau intérieur.

Vous avez aussi la possibilité de le laisser en friche, à l'abandon, afin qu'on ne le voie pas du tout.

C'est vous qui détenez les clés de votre propre temple.

Prenez-vous par la main aujourd'hui et décidez d'aller chez le coiffeur, de vous acheter une nouvelle robe et peut-être aussi une paire de chaussures à talons raffinée avec de petits strass. Faites-vous belle !

Souvenez-vous que vous êtes née femme et que celle-ci a la vertu de faire émaner sa beauté sous tous ses aspects afin de transmettre sa lumière au monde. Votre sensualité a un impact sur le monde extérieur, elle réveille les sens et fait du bien. Elle amène de la beauté, de la grâce, du plaisir, du rêve, de la vie. La femme sensuelle est un être de la vue, de l'odorat, du ressenti et du toucher. Elle touche, elle palpe, elle ressent. Elle est en contact avec le vivant.

Ce n'est pas la femme parfaite, mais celle qui a son charme unique et sait comment le mettre en valeur. Elle compose avec ses défauts qui la rendent encore plus craquante et attirante. Elle a de l'estime pour elle, elle connaît sa valeur. Sa sensualité émane de son apparence, du maintien de son corps comme une princesse, de son regard profond, du charme fou de son intelligence.

La sensualité, c'est une histoire d'amour avec vous-même.

Faisons un exercice !

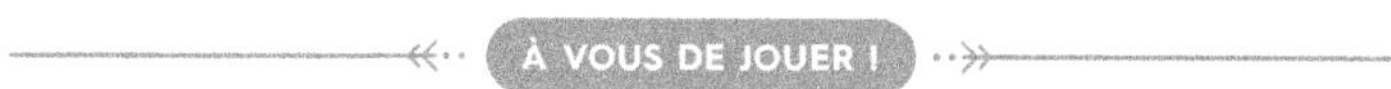

Portez votre attention sur votre main et observez comment vous tenez la théière pour verser le liquide dans la tasse. Tous vos gestes doivent exprimer grâce et finesse. C'est comme si une histoire se déroulait à chacun de vos petits mouvements. Je me souviens d'un film très inspirant pour la sensualité, *Mémoires d'une geisha* (Rob Marshall, 2005), où une jeune femme japonaise qui rêve d'être geisha est formée à des gestes lents et gracieux emplis de sensualité.

Quelle est la femme qui vous inspire le plus de sensualité ? Si cette personne vous en insuffle, c'est que la sensualité existe en vous. Quelle partie de vous exprime de la sensualité ? Cherchez et vous la trouverez.

Si vous avez un sentiment de rejet en pensant à une femme exprimant sa sensualité, c'est qu'il y a peut-être un blocage inconscient qui a besoin d'être libéré, pour vous remettre en contact avec votre sensualité. Souvent, cela provient de l'éducation reçue ; parfois, c'est dû à une réflexion toute bête à l'école quand vous étiez enfant. Il existe pléthore de raisons pour lesquelles vous n'êtes pas à l'aise avec votre sensualité, mais la bonne nouvelle, c'est que vous savez désormais où la trouver.

Être sensuel signifie trouver du plaisir dans le monde physique et prendre le temps de ressentir au travers de ses sens. Bien que la plupart des gens pensent que la sensualité a une connotation sexuelle, ce n'est pas forcément le cas. Vous pouvez trouver de la sensualité partout, autant dans le fait de prendre votre temps le matin pour déguster un croissant frais au beurre, que dans celui de masser votre partenaire. Le plus important est de ralentir et de profiter des sensations physiques autour de vous, au lieu de vous dépêcher à effectuer vos tâches.

Voici des conseils pour vous aider à découvrir votre propre manière de développer votre sensualité [8].

Trouvez le bon état d'esprit

- Ne rapportez pas la sensualité à la sexualité

- Ressentez du plaisir dans votre propre corps

- Ralentissez la cadence

- Trouvez de nouvelles façons de créer du plaisir *via* vos sens

- Vivez le moment

- Passez plus de temps à faire ce qui vous plaît

---

8. Tous les conseils qui suivent proviennent de la source https://fr.wikihow.com/être-sensuel

Faites plaisir à vos sens

- Jouez avec vos cheveux
- Passez plus de temps sous la douche
- Servez-vous d'une lotion
- Profitez de tissus de bonne qualité
- Rendez-vous sur un marché
- Savourez un délicieux repas fait maison
- Participez à une dégustation de vin
- Écoutez votre musique préférée
- Profitez de la nature
- Allez dans un musée d'art

Soyez plus sensuel avec votre partenaire

- Tenez-vous plus souvent par la main
- Faites durer le moment lorsque vous vous embrassez
- Faites-vous des massages sensuels
- Faites-vous plus de câlins
- Écrivez-lui des lettres d'amour
- Regardez-vous plus souvent dans les yeux
- Chatouillez-vous
- Passez plus de temps au lit

Un conseil pour déployer l'énergie de la SENSUALITÉ sur le plan professionnel : METTEZ DE LA SENSUALITÉ DANS TOUTES VOS RELATIONS

Mettre de la sensualité dans ses relations d'affaires, c'est accueillir celle des autres, et accueillir la sienne. C'est ne plus avoir peur de ce que l'on est : un être de chair et de charme. Vous invitez ainsi les autres à un voyage sensitif, un parfum, une aura, qui rend immédiatement la relation plus humaine.

La sensualité dans le cadre des affaires est indispensable si elle est bien ajustée. Il ne s'agit pas de séduire avec sa sensualité, mais plutôt d'amener du beau, du charme, du raffinement.

La sensualité embarquera vos partenaires, clients et collaborateurs dans une relation d'affaires plus humaine, où les gens vont se livrer plus facilement et se sentir en confiance.

Si vous conservez un aspect purement mental, votre interlocuteur ne vous verra qu'à travers le filtre de la réflexion et du calcul mental. Vous serez à ses yeux comme un robot.

Le défi à relever pendant sept jours

Voici le défi à relever pendant sept jours pour développer votre sensualité.

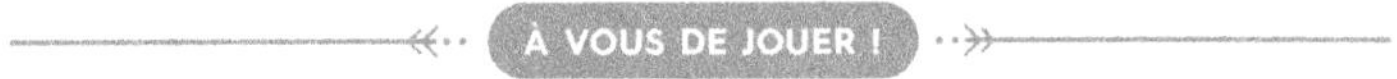

Chaque jour, vous allez choisir dans votre garde-robe un vêtement qui éveille la sensualité en vous. Je vous demande de vous lâcher, d'oser être femme, et de laisser émerger en vous votre côté sauvage. Impressionnez-vous, dépassez-vous, faites que chaque jour vous portiez un vêtement totalement différent et sensuel, mais toujours avec élégance. Et surtout osez ! Amusez-vous à ouvrir votre regard, à voir les yeux des hommes et femmes posés sur vous, à observer combien on vous écoute et accorde de l'importance à ce que vous dites.

Cela vous semble difficile ? Notez dans votre carnet en quoi et demandez-vous quelles solutions vous pouvez apporter.

Cinq conseils pour transmettre l'énergie de la SENSUALITÉ aux petites filles

La sensualité existe bel et bien chez la petite fille. Il n'y a pas d'âge pour la sensualité, elle commence dès que l'enfant peut s'exprimer, bouger, danser.

On peut voir de la sensualité chez les petites filles qui font de la danse professionnelle. Elles ont des paillettes, portent des tenues de princesse et sont en harmonie avec leur gestuelle.

Comment aider la petite fille à développer son niveau de sensualité afin qu'elle devienne une jeune femme ayant confiance en soi ?

Voici cinq conseils à donner à vos filles ou aux petites filles de votre entourage.

Son rapport avec elle-même

Expliquez-lui l'importance d'être sensuelle, de mettre en valeur son corps. Dites-lui qu'elle est belle, que vous aimez la regarder, qu'elle vous fait rêver. Cela lui apportera de l'assurance et remplira son capital confiance en la vie.

Apprenez-lui à prendre du temps avec elle, à faire des petites pauses où elle prend le temps de prendre soin d'elle et de son corps. Par exemple : se coiffer, se passer de la crème sur le corps, prendre le temps de déguster son petit déjeuner ; être vraiment en contact avec les plaisirs de la vie.

Apprenez-lui à se féliciter, à s'admirer, à se remercier, afin de renforcer son estime de soi.

✒ Son rapport avec le monde

Apprenez-lui à être sensuelle, à faire les choses avec charme et délicatesse. Montrez-lui que sa beauté passe par ses gestes, par les courbes de son corps. Montrez-lui aussi les limites au-delà desquelles la séduction devient inappropriée.

✒ Son rapport à la créativité

Proposez-lui un petit jeu. Habillez-vous toutes les deux en reine, en princesse, ou en fée et amusez-vous à vous plaire, à montrer le beau de vous. Vous développerez ainsi votre complicité féminine.

✒ Son appartenance à plus grand qu'elle

Il s'agit de lui donner conscience de la beauté des choses, du « bon de la vie » qui lui est offert, de nourrir un état d'esprit positif ; de voir la sensualité en toute chose, tout autour d'elle, même là où il y a le chaos ; de se relier au mouvement sensuel, de prendre le temps de ressentir à travers ses sens tout ce qui l'entoure.

✒ Sa contribution au monde, sa valeur

Expliquez-lui également que sa sensualité permet de réveiller la sensualité chez les autres en miroir. Elle génère du bonheur, de la joie, et cela apporte une bouffée de fraîcheur et de légèreté dans une société en mal de légèreté et de sensualité.

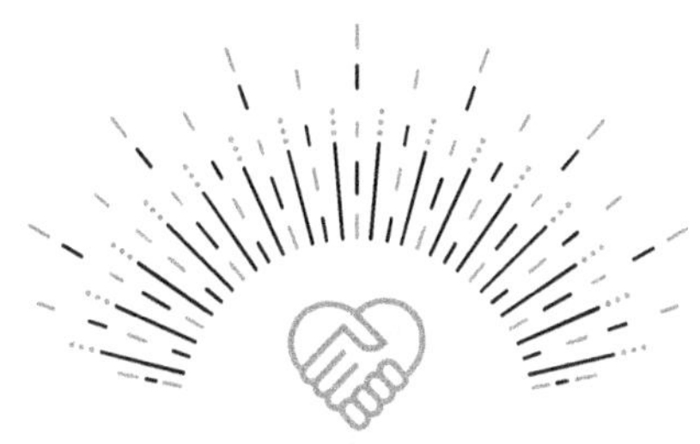

DÉPLOYER L'ÉNERGIE DE LA COMPASSION

L'énergie de la compassion corrrespond à la capacité à aimer, aimer l'autre et s'aimer soi.

En parler, c'est bien, mais le vivre, c'est mieux. Quand on équilibre cet aspect à l'intérieur de soi, on accède à une forme de joie quotidienne.

Formulation quotidienne

Voici la formulation quotidienne à faire trois fois le matin pendant sept jours : « Je laisse mon cœur s'ouvrir et recevoir l'énergie de la compassion. »

Les phrases de transformation (mantras)

Pour développer votre capacité d'amour et de compassion, voici trois mantras. Choisissez celui qui vous parle le plus et récitez-le dans toute situation pendant sept jours, partout, à tout moment, autant de fois que nécessaire :

« Je suis réceptive à l'énergie de la compassion. »

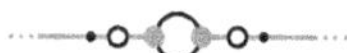

« Je suis aimée et la vie m'aime. »

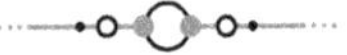

« Je suis la compassion dans l'action. »

À l'inverse, si vous avez identifié que votre énergie de « l'amour » était anormalement élevée, c'est qu'il se joue probablement quelque chose dans votre relation en général, et à l'autre. En effet l'énergie de la compassion n'est jamais trop forte, contrairement à la façon dont on l'utilise. Dans ce cas, prenez du recul et concentrez-vous sur la partie de vous qui se fait esprit critique pour équilibrer.

Vous pouvez vous aider avec l'une des phrases de transformation suivantes, composées de la polarité opposée :

« Je demande à l'énergie qui se manifeste en tant qu'amour de cesser toute manipulation. »

« Je reviens vers moi dans un esprit critique. »

« Esprit critique, manifeste-toi. »

Un conseil pour déployer l'énergie de la COMPASSION **sur le plan personnel :** DÉVELOPPEZ VOTRE CAPACITÉ À AIMER ET À MANIFESTER DE LA COMPASSION

Pour vous aider à atteindre cet objectif, il est important de travailler sur sa capacité d'écoute et d'observation.

Aimer commence par observer le monde tout autour de soi, par chercher à comprendre comment les gens qui sont à côté de nous vivent, quelles sont leurs préoccupations, leurs peines, leurs joies. C'est une attention qui demande de sortir de son univers, de lever la tête de son fichier Excel ou de son livre, et de se poser la vraie question : « Que vivent les autres personnes dans leur vie ? Quelle est leur réalité ? »

Quand ce déploiement du regard vers l'extérieur se fait, le cœur s'ouvre comme une fleur. L'attention est portée sur quelqu'un d'autre que soi.

Un conseil pour déployer l'énergie de la COMPASSION sur le plan professionnel : OUVREZ VOTRE CŒUR

La compassion devrait être au cœur de la culture d'entreprise. Si elle constitue un sujet de discussion animé dans de grands groupes internationaux et les structures moins importantes, force est de constater, d'après les statistiques[9] réalisées par Wharton University, en Pennsylvanie, aux États-Unis, que la compassion sort en tête des études des éléments de performance. C'est un facteur clé de la réussite de l'entreprise et elle crée de profonds impacts positifs sur le moral des équipes, la productivité et les résultats financiers.

Pourquoi est-elle si influente ? La compassion implique un désir sincère et authentique d'aider les autres, d'être là pour eux. Cela vient de l'ouverture du cœur, c'est une qualité noble. Cette émotion du cœur suscite une réaction émotionnelle positive chez l'autre. Ainsi, lorsque nous développons mutuellement notre compassion, nous nous connectons et nous encourageons les uns et les autres à nous entraider, à être bienveillants, à nous reconnaître pour mieux nous aider et nous soutenir. Nous avançons ensemble avec une vision commune de l'entreprise. Avec un tel engagement solide, nous ne sommes plus des employés avec des titres et des fonctions, nous redevenons des humains, sensibles, affectifs et intelligents, au service de l'entreprise.

---

9. Source : « *How compassion can make you more successful* » (10 avril 2018) : https://knowledge.wharton.upenn.edu/article/how-compassion-can-make-you-more-successful/

·· DÉCRYPTAGE ··

Voici un exemple que j'ai moi-même vécu et dont vous pourrez vous inspirer le cas échéant.

Il y a quelque temps de cela, j'ai rendu visite à une amie à la clinique. J'y suis allée trois jours de suite et ai remarqué que l'accueil était tenu par la même personne à chaque fois. J'ai trouvé étrange qu'elle soit présente les trois jours, à des horaires différents. Mon cœur m'a dit d'aller la voir et de lui demander avec humour et gentillesse si elle travaillait jour et nuit à la clinique. Je voulais un peu la taquiner et entrer en contact avec elle, car il n'y avait alors quasi personne dans le hall.

Alors qu'elle semblait accaparée par un dossier, elle a relevé la tête avec un grand sourire. Nos regards pétillants se sont croisés. Elle était surprise qu'une personne s'intéresse à son existence. Elle m'a informée qu'elle travaillait trois jours de suite puis était en repos, qu'elle était mariée et avait trois enfants à la maison, impatients de la retrouver.

J'ai vécu un moment merveilleux de partage et de connexion. Je lui ai demandé si elle avait besoin de quelque chose et précisé que je serais honorée de lui rendre service. Elle m'a remerciée pour tant d'attention, à laquelle elle ne s'attendait pas.

Un simple contact, de l'attention, un peu de temps, et l'on apporte de la joie. Essayez à votre tour : vous verrez, c'est très agréable, et en plus, vous rendez les gens heureux !

Voici dix façons de faire preuve de plus de COMPASSION au travail[10]

- Proposez votre soutien à un collègue

- Découvrez vos collègues

- Manifestez votre renfort en expertise pour un collègue qui doit tenir un délai serré

- Cultivez un environnement collaboratif

- Pratiquez la reconnaissance devant les autres

- Soyez un exemple de leader compatissant.

- Soyez attentive à la façon de vous exprimer et de vous comporter

- Soyez force de proposition pour organiser des activités de cohésion d'équipe

- Encouragez les collaborateurs à pratiquer une communication consciente

- Concevez un défi de compassion pour inspirer des actes de gentillesse quotidiens

Le défi à relever pendant sept jours

Voici le défi à relever pendant sept jours pour développer votre amour et votre compassion.

---

10. Traduction et libre adaptation de l'article de Tris Thorp, « *10 Ways to Bring More Compassion to the Workplace* » : https://chopra.com/articles/10-ways-to-bring-more-compassion-to-the-workplace

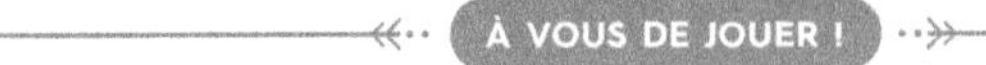

Le jeu des défis est un bon test pour contrôler votre niveau d'énergie, d'amour et de compassion pour vous et pour les autres. Vous pouvez par exemple prendre une feuille de papier et lister tout ce que vous aimez faire.

Une fois que cette liste est dressée, ajoutez-y les éléments suivants :

- sourire ;
- profiter de la vie ;
- dire merci, éprouver de gratitude pour la vie ;
- rester positif ;
- ne pas juger ;
- ne pas se critiquer ;
- faire un compliment en public ;
- aider quelqu'un ;
- dire je t'aime.

Prenez votre agenda et inscrivez une action choisie dans la liste à réaliser chaque jour pendant sept jours (ou trente jours si vous aimez les défis !). N'optez pas pour la plus facile mais celle qui vous met le plus au défi.

Et passez à l'action !

Cela vous semble difficile ? Notez sur votre carnet en quoi et demandez-vous quelles solutions vous pouvez apporter.

Cinq conseils pour transmettre l'énergie de la COMPASSION aux petites filles

La compassion s'apprend dès la petite enfance. Vous êtes amour et si vous le concevez à l'intérieur de vous, alors votre petite fille le ressentira dans vos mots et vous lui donnerez accès à ce chemin émotionnel de vivre la compassion en toutes circonstances, même dans les situations les plus éprouvantes. L'amour n'est pas un concept, c'est un état. C'est en montrant l'exemple que l'on transmet la compassion. Comment aider la petite fille à développer sa compassion ? Voici cinq conseils à donner à vos filles ou aux petites filles de votre entourage.

Son rapport avec elle-même

Expliquez-lui l'importance de s'aimer, se regarder, s'écouter et s'accepter comme elle est ; de ne pas chercher à être quelqu'un d'autre ou à se projeter dans l'image d'une autre femme. Qu'elle garde son authenticité et avance dans la vie dans sa vérité intérieure.

Son rapport avec le monde

Dès la petite enfance, voire dès les premiers contacts avec le bébé, l'amour se transmet par la peau, dans les yeux, dans la façon de se tenir, de tenir son enfant. Une grande partie du flux de l'amour passe par le regard et c'est ainsi que la petite fille se remplit de l'amour qu'elle reçoit.

La petite fille a besoin de ce contact très profond et c'est avec la mère et par celle-ci qu'elle se reconnecte avec son pouvoir féminin ancestral. Son comportement, ses pensées, sa manière d'être et d'agir avec elle-même et avec les autres vont déterminer la future jeune fille, puis femme, que deviendra votre petite fille. D'où l'importance pour les femmes aujourd'hui de réveiller leur féminin pour le transmettre à leur fille.

Je suis souvent surprise par les mamans qui ne regardent pas leur bébé quand elles le tiennent dans leurs bras. Elles parlent, elles discutent, regardent à droite et à gauche, sans se préoccuper du regard du bébé.

Bien souvent, celui-ci regarde ailleurs et c'est là le signal d'un début de rupture du lien avec l'enfant.

Plus vous serez en contact avec votre fille, dans un regard d'amour, plus un véritable échange se construira avec elle au fur et à mesure que vous lui manifesterez de l'intérêt. C'est le plus beau cadeau que vous puissiez offrir à votre fille : être aimée pour ce qu'elle est et non pour ce que vous aimeriez qu'elle soit. L'amour crée l'amour.

Son rapport à la créativité

Passez du temps avec votre fille, aimez jouer avec elle, l'écouter, lui poser des questions, la découvrir comme un véritable humain à part entière. Cherchez à comprendre son univers et amusez-vous avec elle.

Par exemple, vous pouvez jouer avec elle au « jeu du bisou ». Chaque fois que vous rencontrez une personne de votre connaissance, vous lui faites un bisou sur la joue et lui adressez un joli sourire tout en la regardant dans les yeux. Le sourire ouvre le cœur.

Vous pouvez faire ce jeu avec elle pendant une ou plusieurs après-midi.

Son appartenance à plus grand qu'elle

Donnez-lui la sensation d'appartenir à un monde plus grand qu'elle, d'être aimée au-delà de votre amour de mère. Que son père, ses frères et sœurs l'aiment, qu'elle est aimée du monde entier et que rien ne pourra troubler sa quiétude intérieure car elle est aimée de la vie. Cela lui apportera une sécurité naturelle.

Sa contribution au monde, sa valeur

Expliquez-lui également que son amour est précieux, il est capable de rendre les gens heureux, de changer leur humeur. Sa présence et son amour sont reliés à qui elle est profondément. En faisant irradier cet amour, elle rayonne elle-même sur le monde.

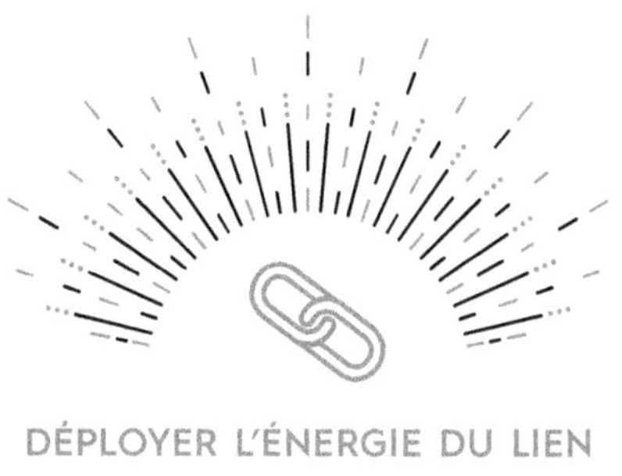

DÉPLOYER L'ÉNERGIE DU LIEN

Le lien se manifeste dans la régularité du contact et dans l'attention portée à l'autre. L'attention, c'est de la présence. Plus vous serez « présente avec vous-même », plus vous développerez cette qualité de présence avec les autres.

Formulation quotidienne

Voici la formulation quotidienne pour l'énergie relative au lien : « Je suis complète avec moi-même. »

Les phrases de transformation (mantras)

Pour développer l'énergie du lien, voici trois propositions de mantras. Choisissez-en un et répétez-le :

« Je me libère de tout sentiment d'indifférence et d'exclusion. »

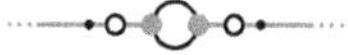

« Je décide aujourd'hui de me relier au cœur des femmes pour laisser circuler l'amour. »

« Je suis connectée à moi quoi qu'il arrive. »

À l'inverse, si vous avez identifié que votre énergie de lien était excessivement élevée, au point que, par moments, vous vous sentez trop dépendante de votre entourage ou vous vous accrochez à lui pour ne pas vous sentir seule, apprenez à développer votre sentiment d'indépendance. Vous pouvez vous aider avec l'une des phrases de transformation suivantes, composées avec la polarité opposée :

« Je me libère de tout besoin de dépendance à autrui. »

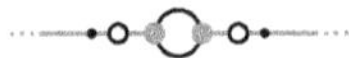

« Je me libère de toute croyance que je dois grandir associée à une autre personne. »

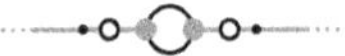

« Je me libère de toute peur d'être seule avec moi-même, car la grande source de l'intelligence universelle est avec moi. »

Un conseil pour déployer l'énergie du LIEN sur le plan personnel : DÉVELOPPEZ VOTRE PRÉSENCE À L'AUTRE

Pour développer votre présence à l'autre, vous pouvez utiliser les techniques de méditation, ainsi que des thérapies liées au corps comme l'haptonomie, ou tout simplement les massages. Mais souvenez-vous : même si vous développez la « présence à vous », à vos sensations corporelles — les capteurs sensoriels —, il est nécessaire de développer l'ouverture de votre cœur.

Sur le plan personnel, pensez à appeler vos amies plus régulièrement, à leur demander comment elles vont, de quoi elles ont besoin, sans que ce soit un appel intéressé : « Bonjour Isabelle, as-tu tel livre ? Pourrais-tu me le prêter ? »

Aujourd'hui, beaucoup de relations sont guidées par l'unique motivation de l'intérêt. Et on en a tellement l'habitude que l'on ne se rend plus compte qu'on utilise les uns et les autres uniquement pour satisfaire ses propres intérêts.

Les qualités féminines que nous portons en chacune de nous nous donnent la capacité d'innover et d'apporter un réel changement dans le mode d'interrelations que nous vivons aujourd'hui, que ce soit dans nos familles ou dans le monde professionnel. Un véritable changement à ce niveau est attendu et souhaitable.

Un conseil pour déployer votre énergie du LIEN sur le plan professionnel : CRÉEZ DU LIEN DANS VOTRE ORGANISATION

Si vous êtes chef d'entreprise, il serait judicieux de commencer à créer ou à intensifier votre lien avec les collaborateurs, car c'est la manifestation vivante d'une considération de ce qu'ils sont au-delà de leurs compétences et du concept de « retour sur investissement » qu'ils peuvent représenter dans l'entreprise.

Souvenez-vous que le lien humanise : soyez donc joviale avec vos employés, servez-les comme vos clients, passez les voir régulièrement, demandez-leur comment ils vont, ce qu'ils font dans la vie, comment va leur famille. En développant cet état d'esprit, vous allez améliorer votre leadership et transformer votre entreprise vers le « leadership conscient ».

Être chef d'entreprise, ce n'est pas uniquement être une donneuse d'ordres, ou une dirigeante « ressource », c'est avant tout créer du lien et révéler le précieux en chacun. Du lien humain, certes, mais aussi entre départements et services. Une sorte de croisée horizontale et verticale dans l'organisation et les parties prenantes de la chaîne de valeur.

Et si on créait le « concours du lien dans l'entreprise » ? Vous ne trouvez pas cette idée intéressante ?

Vous vous dites sans doute que vous ne pouvez pas faire cela avec tout le monde. Eh bien, je vous invite à vous entraîner et à relever le défi suivant pendant vingt et un jours. Et vous vous rendrez compte à quel point l'amour se réveille quand on est dans le lien !

Le défi à relever pendant vingt et un jours

Voici le défi à relever pendant vingt et un jours pour développer votre capacité à créer du lien.

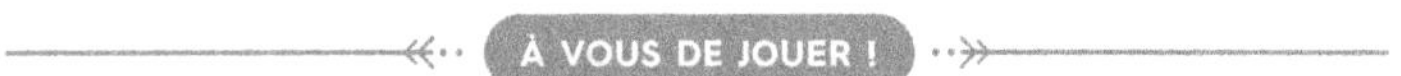

Choisissez une femme de votre entourage proche avec laquelle vous n'avez pas eu de contact depuis longtemps, et que vous aimez bien. Si vous ne voyez personne dans votre famille, regardez du côté de vos amies, de vos connaissances ou de vos partenaires.

L'idée est d'établir une relation pérenne et reliée, vivante, dans le temps.

Tous les trois jours, et ce jusqu'à la fin des vingt et un jours, vous allez contacter cette femme pour parler avec elle, tisser du lien. Soit sept appels en tout.

Par exemple :

JOUR 1 - Vous l'appelez pour prendre de ses nouvelles. Comment se passe la vie pour elle ? Comment va-t-elle ? Ne faites aucune demande par intérêt pour vous. Juste être là pour elle et l'écouter.

JOUR 4 - Vous la rappelez pour lui demander comment s'est passé ce rendez-vous dont vous vous souvenez qu'il représentait pour elle un enjeu important et qui la préoccupait.

JOUR 7 - Vous lui rendez visite et lui offrez un petit cadeau qui, vous le savez, lui fera plaisir. Inutile d'investir dans un budget important, juste un petit cadeau choisi avec le cœur et qui lui ressemble.

JOUR 10 - Vous lui laissez un message d'encouragement.

JOUR 13 - Faites-lui un compliment sur sa façon d'organiser les choses, ses qualités.

JOUR 16 - Dites-lui combien vous êtes là pour elle et que, si elle a besoin de quoi que ce soit, vous êtes présente.

JOUR 21 - Encouragez-la à contacter d'autres femmes, des amies, et organisez toutes les deux une petite sortie avec une ou deux autres amies afin d'élargir le cercle du tissage du lien et de l'amour. Apprenez à vous soutenir les unes les autres, à laisser tomber les barrières du paraître et à vous parler telles que vous êtes, sans faux-semblants, avec authenticité.

Cela vous semble difficile ? Voici un défi tout simple à réaliser. Chaque jour, dites une parole bienveillante ou un compliment aux proches et aux connaissances que vous croisez, ou souriez à un inconnu.

Cinq conseils pour transmettre l'énergie du LIEN aux petites filles

Le lien n'est pas de la dépendance, mais une attache de cœur à cœur qui prend soin l'un de l'autre, et inversement. Que vous soyez à distance ou pas, le lien reste là, intact.

Comment entretenir ce lien et le développer quand on est une maman et que sa petite fille sera un jour à son tour une jeune femme ?

Comme je vous l'ai dit, le lien existe depuis la conception dans le ventre de la mère. Pour le conserver, il s'agit de prolonger ce lien interne vers l'extérieur quand l'enfant naît.

Voici donc cinq conseils à donner à vos filles ou aux petites filles de votre entourage.

Son rapport avec elle-même

Expliquez-lui l'importance du lien avec elle-même, d'être là pour elle, de prendre soin de son corps et de ses émotions. Apprenez-lui à rester dans l'observation de ses sensations, à identifier si elle a mal quelque part dans son corps ou si elle ressent de la joie dans son ventre. Amenez-la à développer le lien avec elle-même.

Son rapport avec le monde

Apprenez-lui à porter de l'attention aux autres sans retour. Apprenez-lui à faire attention à ses amies, à leur demander comment elles vont, à entretenir ce lien par l'intention du soin et non par intérêt.

Son rapport à la créativité

Proposez-lui un petit jeu. Demandez-lui de citer la liste des membres de la famille et de noter depuis combien de temps elle ne les a pas vus. Puis proposez-lui d'instaurer du lien par des visites ou des appels réguliers pour avoir des nouvelles et donner des siennes.

Son appartenance à plus grand qu'elle

Donnez-lui la sensation d'appartenir à un monde plus grand qu'elle. Elle est reliée non seulement à sa maman, mais aussi à tous les peuples, à tous ses ancêtres et à tous les univers. Apprenez-lui que ce monde est généreux envers elle et que plus elle donne et prend soin des autres, plus la vie lui apportera des surprises sur son chemin.

Sa contribution au monde, sa valeur

Expliquez-lui également que sa pierre portée à l'édifice d'un monde plus généreux et tolérant est importante, et qu'elle ne doit jamais sous-estimer ses actions. Que le lien réunit et unifie et permet aussi d'honorer de grandes causes.

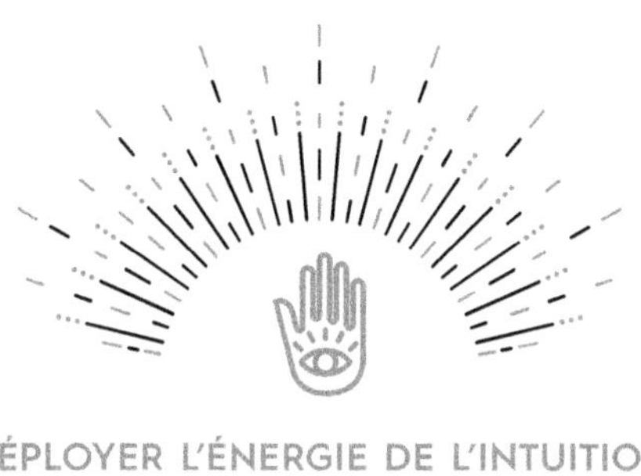

DÉPLOYER L'ÉNERGIE DE L'INTUITION

L'intuition est notre source de « guidance », elle se ressent dans le corps, dans la certitude. Plus vous lui ferez confiance, plus le chemin sera direct pour rencontrer votre bonheur.

Tant que vous laisserez votre mental tout gérer, l'intuition ne pourra pas faire son œuvre et vous guider vers votre destination idéale.

Donc laissez-vous entendre sa petite voix et apprenez à développer votre langage intime avec elle.

Formulation quotidienne

Voici la formulation quotidienne à faire trois fois le matin pendant sept jours : « J'écoute la voix de mon intuition. »

Les phrases de transformation (mantras)

Pour développer votre réceptivité, voici trois mantras. Choisissez celui qui vous inspire le plus et récitez-le dans toute situation pendant sept jours, partout, à tout moment, autant de fois que nécessaire :

« Mon intuition me guide partout où je vais. »

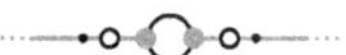

« Je vibre au son de mon intuition. »

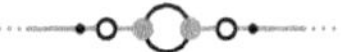

« Ma voix intérieure est une sécurité. »

À l'inverse, si vous avez identifié que votre énergie de l'intuition était excessivement élevée, au point que, par moments, vous vous sentez déconnectée de la réalité, mettez l'accent sur le mantra relatif à la polarité inverse de l'intuition, c'est-à-dire la logique.

Vous pouvez vous aider avec l'une des phrases de transformation suivantes, composées avec la polarité opposée :

« Je fais appel à ma logique pour gérer toute situation. »

*« Mon couple intérieur intuition et logique
est en équilibre dans ma vie. »*

« Je mets de la logique dans tout ce que je fais au quotidien. »

Un conseil pour déployer l'énergie de l'INTUITION sur le plan personnel : FAITES-VOUS CONFIANCE

L'intuition est innée chez la femme. Cependant, plus on la pratique, plus on la développe. Elle peut devenir dans certains cas une véritable compétence. C'est le cas pour les commerciaux qui utilisent leur intuition pour mener leur session de vente avec un prospect. Plus ils y sont connectés, mieux ils peuvent anticiper les objections et guider sans forcer vers une vente.

Il existe des moyens simples d'affiner vos perceptions intuitives : tout d'abord par la créativité, qui est le moyen le plus simple et le plus naturel. Et en y mettant de l'humour, cela deviendra un jeu amusant dans la pratique quotidienne.

Ce que j'ai envie de vous dire avant tout, c'est « faites-vous confiance » ! Ayez foi en la capacité de votre esprit intuitif à faire des estimations justes. J'aime bien par exemple m'interroger sur l'heure exacte du moment. J'essaie de ne pas mentaliser et de me concentrer, puis je regarde l'heure et vérifie si j'ai trouvé ou pas. À force de réitérer l'expérience, je constate mes progrès au fur et à mesure. Tout exercice demande de la pratique, il en va de même pour l'intuition. Si vous partez battue d'avance, c'est l'information que vous envoyez à l'Univers. Donnez envie à votre intuition de se manifester, parlez-lui, faites-lui confiance. Donc allez-y et vous verrez bien !

Il est possible de mesurer votre niveau d'intuition par des techniques scientifiques telles que le Remote Viewing, créé aux États-Unis dans les années 1970, sur la base de recherches menées dans le secteur civil par les chercheurs Ingo Swann, Harold Puthoff et Russell Targ. Selon IRIS Intuition Consulting, c'est un protocole mettant en œuvre la faculté d'étendre sa perception au-delà de ce qui est uniquement accessible physiquement, en faisant appel à l'intuition, aux capacités psychiques. Ceci confirme la thèse qu'il est possible d'obtenir des informations sur un objet, des lieux, des personnes, des situations que l'on ne connaît pas grâce au développement de ses capacités intuitives.

Un conseil pour déployer l'INTUITION sur le plan professionnel : SOYEZ À L'ÉCOUTE DE VOTRE INSPIRATION MAGIQUE

Plus vous laisserez de place dans votre agenda, plus vous permettrez à votre partie intuitive de se manifester et d'être créatrice de votre réalité. Car elle seule sait parfaitement ce dont vous avez besoin comme réponse à ce moment précis. Je ne dis pas qu'il ne faut plus planifier, organiser, éduquer, faire du rangement, cadrer et, à la place, rester sans agir et attendre une réponse intuitive, mais simplement qu'il vaut mieux éviter que l'agenda et l'environnement ne prennent toute la place dans votre journée, dans vos choix et vos décisions. Laissez circuler l'énergie librement afin de vous permettre de rester en réceptivité sept jours sur sept pour accueillir les informations que vous révèle votre intuition.

Soyez indomptable dans tout ce que vous faites. Laissez votre imagination vous enseigner et vivre au rythme de votre « vivant intérieur », qui ne demande qu'à être guidé. Elle vous sera précieuse lors de prise de décisions stratégiques dans votre entreprise. Quand vous vous sentez perdue ou dans la confusion, reliez-vous à votre instinct et à l'esprit de l'entreprise et votre intuition vous guidera.

Le défi à relever pendant sept jours

Voici le défi à relever pendant sept jours pour développer votre intuition.

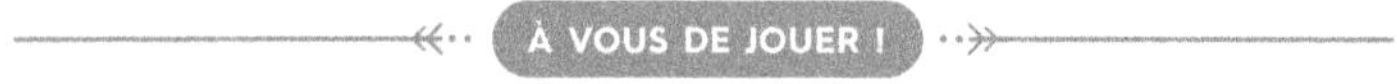

Refaites pendant trois jours le défi sur l'énergie féminine de la réceptivité, puis testez votre intuition pendant les sept jours suivants. Prenez trois profils de personnes que vous ne connaissez absolument pas. Il peut s'agir de contacts sur les réseaux sociaux ou de personnes que vous croisez dans votre quotidien.

Concentrez-vous et essayez de déterminer leur personnalité et leur catégorie professionnelle. Une fois que vous les avez décrites, vérifiez si elles sont vraiment comme vous l'aviez ressenti.

Ce n'est pas avec la tête que vous devez faire cet exercice, mais vraiment avec vos ressentis. Ressentez votre corps, les frissons, la chaleur, le froid, les sensations de tension ou de douceur. Toute cette gamme de ressentis est utile pour décrire la personne sur laquelle vous avez branché votre intuition.

Plus vous vous amuserez à lire votre intuition, plus vous progresserez.

Cela vous semble difficile ? Notez sur votre carnet en quoi et demandez-vous quelles solutions vous pouvez apporter.

Cinq conseils pour transmettre l'énergie de l'INTUITION aux petites filles

L'intuition est une seconde nature chez la petite fille. Elle n'a pas encore subi les expériences de la vie et est comme une page blanche. Elle est connectée avec le monde qui l'entoure et n'a pas de filtre.

Un enfant qui a une intuition développée aura une confiance en soi particulièrement forte, car il aura une confiance naturelle en la vie. Il a des chances de devenir un adulte stable et responsable dans la vie.

Donc je vous encourage fortement à inciter votre petite fille à développer son intuition.

Comment procéder ? Voici cinq conseils à donner à vos filles ou aux petites filles de votre entourage.

Son rapport avec elle-même

Expliquez-lui l'importance d'être intuitive et combien cela peut lui être utile quand elle ne sait pas faire de choix. Apprenez-lui à écouter sa petite voix intérieure, expliquez-lui que c'est son guide intérieur et qu'elle seule est en lien avec ce guide. Il ne parle que pour elle, c'est leur relation intime et secrète.

Son rapport avec le monde

Apprenez-lui à deviner les choses, à faire confiance à ce qu'elle pressent. Montrez-lui que vous accordez de la valeur à ce qu'elle ressent intuitivement dans son corps. Portez de l'attention à ses rêves, qui peuvent s'avérer prémonitoires. Parfois, les enfants ont des informations importantes à nous transmettre et que l'on ne voit pas.

⟫— Son rapport à la créativité

Proposez-lui un petit jeu. Prenez de simples dés de jeu et cachez-les derrière le dos. Amusez-vous à lui faire deviner dans quelle main vous tenez le dé de couleur rouge. Ou alors, faites-lui deviner les chiffres qui vont tomber avec les dés.

⟫— Son appartenance à plus grand qu'elle

Expliquez-lui qu'en étant reliée à tout ce qui l'entoure, elle peut entendre les messages de la nature. Tout ce qui l'entoure est subtil et en même temps intuition. Aidez-la à développer son écoute, ses ressentis, et à décoder avec elle son intuition.

⟫— Sa contribution au monde, sa valeur

Expliquez-lui que grâce à son intuition développée, elle va pouvoir sentir la direction vers laquelle son guide intérieur lui souffle, et que c'est toujours pour son bien-être, pour la protéger. Elle pourra aussi aider d'autres personnes qui n'ont pas développé cette partie d'elles-mêmes et leur apporter beaucoup d'apaisement.

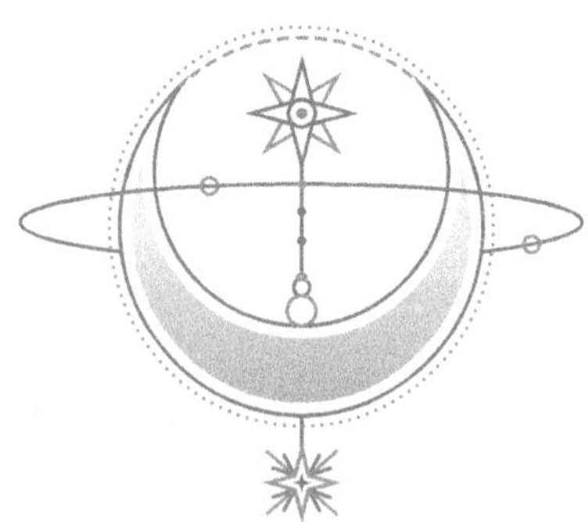

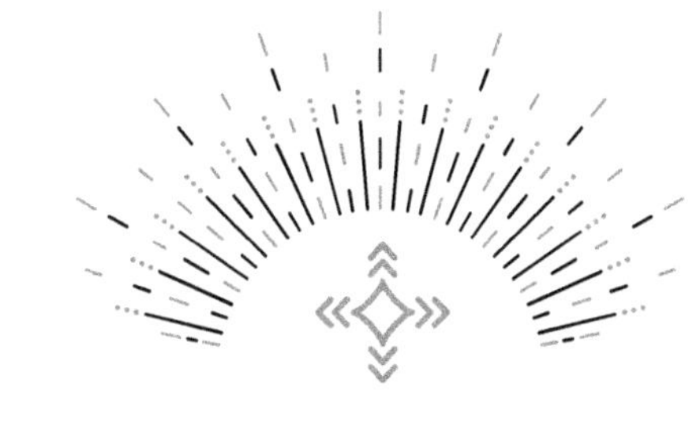

DÉPLOYER L'ÉNERGIE DE LA SOUPLESSE

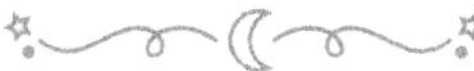

La souplesse désigne la capacité à changer d'état très rapidement et à s'adapter selon les personnes et les situations sans se dévaloriser.

Formulation quotidienne

Voici la formulation quotidienne à faire trois fois le matin pendant sept jours : « Je vis dans la souplesse quotidienne. »

Les phrases de transformation (mantras)

Pour développer votre réceptivité, voici trois mantras. Choisissez celui qui vous inspire le plus et récitez-le dans toute situation pendant sept jours, partout, à tout moment, autant de fois que nécessaire :

« Je prends la vie avec souplesse. »

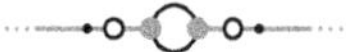

« Je suis flexible aux changements que la vie me présente. »

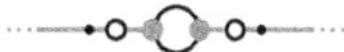

« Je suis souple avec mon corps. »

À l'inverse, si vous avez identifié que votre énergie de souplesse était excessivement élevée, ce qui n'arrive pas très souvent, vous pouvez vous aider avec l'une des phrases de transformation suivantes, composées avec la polarité opposée :

« Je demande à mon esprit de structure de se manifester. »

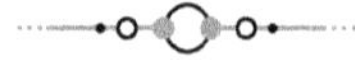

« La structure est ma meilleure alliée. »

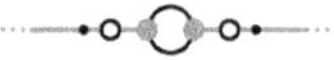

« Être structurée m'aide à poser ma vie dans la bonne direction. »

Un conseil pour déployer l'énergie de la SOUPLESSE sur le plan personnel : SURFEZ SUR LA VAGUE

Connaissez-vous l'expression « surfer sur la vague » ? La souplesse, c'est exactement ça : c'est surfer sur la vague non seulement des événements et des situations, mais aussi de ce qui bouge en vous, dans votre corps, à ce moment précis, en pleine présence. Peut-être certaines d'entre vous se reconnaissent-elles dans la rigidité décrite, ou connaissent-elles une amie qui se trouve dans cette rigidité et se demandent comment interagir avec elle ?

Quand une personne est dans une grande rigidité et que cela vous heurte, ce comportement n'est pas dû à votre attitude, mais en grande partie aux barrières inconscientes de protection qu'elle s'est construite. En général, ce sont des personnes d'une grande vulnérabilité et qui ont du mal à se protéger avec leur simple voix. Par conséquent, leurs explications et leurs gestes sont empreints de rigidité, leur ton est cassant et il monte. La meilleure façon d'avancer avec elles consiste à ouvrir votre cœur et à les accueillir avec beaucoup d'amour et de compassion. C'est comme si vous embrassiez leurs blessures intérieures, que vous leur appliquiez un baume de douceur.

Et s'il s'agit de vous, de votre propre rigidité ? Prenez les choses en main et faites-vous accompagner par un professionnel du bien-être pour vous aider à vous libérer de tout ce qui est enfoui en vous et qui est en souffrance. Le temps vous appartient. Plus vous allez l'utiliser à libérer vos souffrances, plus vous assouplirez vos points de vue, vos relations avec les autres, et vous serez surprise de voir à quel point on adhère à ce que vous dites !

Un conseil pour déployer l'énergie de la SOUPLESSE sur le plan professionnel : SOYEZ SOUPLE AVEC VOTRE ÉQUIPE

Il est important de pratiquer un management souple, vos collaborateurs vous en seront reconnaissants. Car un manager souple est compréhensif et à l'écoute des besoins et des propositions de son équipe. On doute et on pense souvent, et c'est normal quand on a des responsabilités de chef d'entreprise.

C'est trouver cet équilibre entre souplesse et rigueur, discipline et joie de vivre, qui va vous apporter de la sérénité. Plus vous instaurerez un état d'esprit souple dans votre entreprise, plus votre entourage professionnel va se sentir libre de vous proposer de nouvelles solutions. La souplesse ouvre et apporte un espace serein où l'on peut créer, innover.

Par exemple, ne soyez pas trop rigide avec les horaires d'entrée et de sortie. Vos collaborateurs ont une vie familiale, tout comme vous. Ils vivent dans leur univers, et c'est ce dernier qui les inspire pour créer dans votre entreprise.

Faites la part des choses et observez d'où vient la source de création de chacun. Posez des questions, informez-vous, intéressez-vous à ce qu'ils font. Et quand vous avez identifié, pour chaque personne stratégique de votre équipe, la source de sa créativité, alors encouragez-la à y passer plus de temps, car c'est de la valeur qu'elle apporte dans votre entreprise sous forme de création nouvelle.

Le défi à relever pendant sept jours

Voici le défi à relever pendant sept jours pour développer votre souplesse.

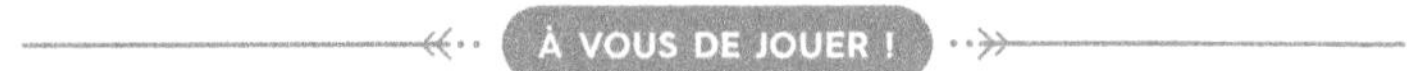

Choisissez trois personnes de votre entourage avec lesquelles vous avez du mal à communiquer.

Pendant sept jours, et avec chacune d'elles, entretenez une relation et observez-vous dans votre souplesse d'attitude et de comportement. Cela ne signifie pas que vous devez vous écraser face à elles, mais vous adapter, accueillir, écouter, voir comment cette personne vous donne la possibilité de voir les choses sous un autre angle. Observez vos réactions.

Si vous sentez que ça coince, appliquez la théorie des petits pas : avancez vers elle tout doucement et efforcez-vous chaque jour de gagner un peu en souplesse.

Cela vous semble difficile ? Notez sur votre carnet en quoi et demandez-vous quelles solutions vous pouvez apporter.

Cinq conseils pour transmettre l'énergie de la SOUPLESSE aux petites filles

La souplesse, c'est l'amplitude, la grandeur d'esprit que la petite fille va hériter de vous.

C'est votre sagesse qui va l'inspirer à ouvrir son cœur de plus en plus, sans qu'elle commence à dire « oui-oui » à tout. Plus vous serez souple et compréhensive avec elle dans votre relation, plus elle intégrera en elle cette facilité à être dans le changement permanent.

Cette façon d'être renforce l'estime de soi et la confiance naturelle en la vie, car être souple, c'est aussi aller avec le flux de la vie.

Comment aider la petite fille à développer sa souplesse ? Voici donc cinq conseils à donner à vos filles ou aux petites filles de votre entourage.

Son rapport avec elle-même

Expliquez-lui l'importance d'être souple dans ses relations, que la souplesse est une marque de sociabilité qui permet de fluidifier les situations. C'est aussi lui parler de la souplesse dans son corps, l'inviter à mieux connaître ce dernier et à s'étirer et pour lui donner encore plus d'amplitude de mouvement.

Son rapport avec le monde

J'ai une astuce pour vous. Pour être certaine que vous êtes dans la justesse avec votre enfant, pensez toujours équilibre féminin-masculin. Le féminin est celui qui accueille, qui est tendre, et le masculin, c'est l'action, la structure, le discernement.

Afin que la notion de souplesse soit limpide pour la petite fille, celle-ci a besoin d'un cadre clairement défini. Si par exemple, elle fait la tête ou est en colère, vous pouvez lui dire : « Marie, tu as le droit d'être en colère contre moi ou contre ta sœur, mais tu peux aussi décider de ne pas rester dans cette émotion, et d'exprimer ce qui se passe en toi. » Vous lui donnez ainsi l'autorisation d'exercer de la souplesse dans sa réflexion mentale (changer de raisonnement, sortir du ressassement mental), dans ses émotions (car elle sait qu'elle peut changer de plan émotionnel), et d'ouvrir à nouveau son cœur pour sa sœur, car finalement, elle l'aime beaucoup.

Le fait d'avoir posé le cadre et l'autorisation pour agir lui permet de vivre dans la souplesse son état intérieur. Plus vous l'inciterez à agir dans un cadre défini, plus elle s'autorisera et s'exercera à être flexible dans ses sentiments et ses émotions.

✎ — Son rapport à la créativité

Proposez-lui un petit jeu, lors d'une fête avec ses amis.

Vous posez les conditions au groupe d'enfants en leur disant qu'ils peuvent s'amuser dans le jardin, en définissant l'espace jusqu'à une certaine limite, qu'ils peuvent utiliser tels jouets avec ou sans ballons, que les poupées peuvent être apportées dans cet espace, les papiers et crayons de couleur aussi... Vous définissez le cadre puis vous leur laissez la liberté de créer comme ils le souhaitent.

C'est une souplesse qui permet de laisser libre cours à la créativité et à l'imaginaire.

Une interdiction doit être accompagnée d'une autorisation.

Une obligation doit être accompagnée d'une liberté.

S'il n'y a que des interdictions et des obligations, l'enfant va se construire dans ce monde-là. Il n'a pas d'espace de liberté pour être, agir, s'exprimer par lui-même. Il est donc important de lui poser des limites tout en lui offrant de la liberté d'action.

Faites-le sous forme de jeu, mais un jeu très sérieux !

✎ — Son appartenance à plus grand qu'elle

Donnez-lui la sensation d'appartenir à un monde plus grand qu'elle. Quand elle se relie à sa souplesse, elle permet à d'autres de bénéficier des bienfaits de la situation. Cela l'amènera à ouvrir son regard à l'autre et à penser avec l'autre et non pour elle seule.

✎ — Sa contribution au monde, sa valeur

Expliquez-lui que sa souplesse est une souplesse de cœur, et qu'elle pourra entendre et écouter ainsi des personnes dans leur profondeur.

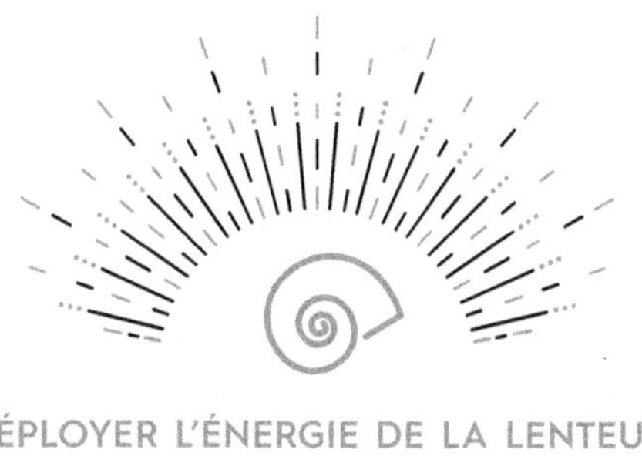

DÉPLOYER L'ÉNERGIE DE LA LENTEUR

Quel que soit votre rapport au temps, quelle que soit votre personnalité, avec une nature plus ou moins « speed », dites-vous qu'il y a une partie de vous qui est là en attente de se poser et d'être ce que vous êtes profondément.

Et c'est lorsque vous avez conscience de cela que vous accédez à l'autre partie de vous qui sommeille.

Formulation quotidienne

Voici la formulation quotidienne à faire trois fois le matin pendant sept jours : « Ma lenteur est mon sacré. »

Les phrases de transformation (mantras)

Pour développer votre réceptivité, voici trois mantras. Choisissez celui qui vous inspire le plus et récitez-le dans toute situation pendant sept jours, partout, à tout moment, autant de fois que nécessaire :

« Je me pose dans ma lenteur. »

« Mon esprit se pose dans la lenteur quand je le lui demande. »

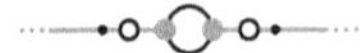

« Je suis ouverte et réceptive à ma lenteur. »

À l'inverse, si vous avez identifié que votre énergie de lenteur était excessivement élevée, au point que, par moments, vous vous sentez trop apathique, portez votre attention sur ce qui vous dynamise, vous met dans l'action et vous invite à accélérer le mouvement.

Vous pouvez vous aider avec l'une des phrases de transformation suivantes, composées avec la polarité opposée :

*« Je demande à toutes les parties de mon corps
de se réveiller et de passer à l'action. »*

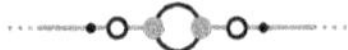

« J'équilibre mes énergies de lenteur et de vitesse corporelle. »

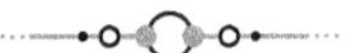

« J'aime la vitesse, car elle me donne de l'énergie. »

Un conseil pour déployer l'énergie de la LENTEUR
sur le plan personnel : PRENEZ DU TEMPS POUR VOUS

Cherchez votre lenteur, débusquez-la, apprivoisez-la ! Pour chacune de nous, elle s'exprime d'une certaine façon, dans des moments de détente et de plaisir. Le *must* du « ne rien faire » est de se relier à la nature, par exemple à la marche, au soleil, à la respiration…

Pour ma part, j'ai découvert que j'avais besoin de lenteur le matin, de temps pour me réveiller, être simplement là avec moi dans le silence, méditer, découvrir mes messages, me relier à la communauté sur les réseaux sociaux et à mon équipe.

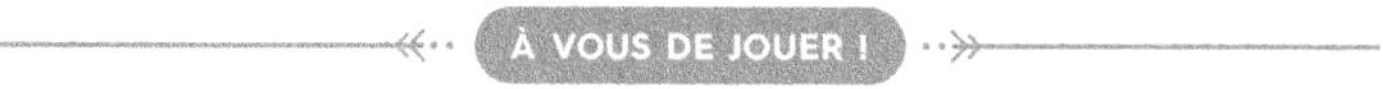

Pour développer votre lenteur, vous pouvez commencer par faire une pause de trois minutes trois fois par jour. Cherchez autour de vous un lieu calme pour vous asseoir et vous arrêter. Pensez surtout à prendre une profonde inspiration et visualisez que vos poumons se remplissent d'air couleur or. Cette teinte a une vibration très élevée et est un flux de grande purification. Quand vous visualisez cette couleur à l'intérieur de vous, cela apporte de la fraîcheur et dissipe les tensions et les énergies négatives environnantes.

Trouvez un lieu où vous pouvez vous isoler et vous offrir ces quelques minutes avec vous-même.

Certaines femmes diront qu'elles n'ont absolument pas le temps, et que tout s'enchaîne très vite dans leur journée, avec un agenda déjà bien rempli dès le matin. D'autres diront qu'elles n'ont pas la possibilité de s'isoler parce qu'elles sont au travail. Si c'est votre cas, demandez-vous si vous avez vraiment envie de vous sentir mieux. Avez-vous envie de ressentir de la sérénité à l'intérieur de vous, de vous sentir calme et de faire en sorte que toutes les autres personnes autour de vous en bénéficient ?

Je vous dis cela parce que certaines femmes sont accros au travail et se trouvent toutes les excuses du monde pour dire qu'elles n'arrivent pas à arrêter et à se poser. C'est faux, vous vous mentez à vous-même parce qu'en fait, vous n'avez pas vraiment envie de faire l'effort de vous poser. Probablement parce que vous n'en avez pas encore identifié les vrais bénéfices.

Quand vous aurez pratiqué les trois minutes de pause par jour, vous pourrez vous programmer deux autres pauses de trois minutes dans la journée, ce qui vous fera trois pauses de trois minutes au total. Faites-le plusieurs jours de suite, jusqu'à ce que vous en sentiez les bienfaits dans votre corps et votre esprit.

Vous allez certainement remarquer que vous devenez plus réceptive aux bruits environnants, aux odeurs, aux objets et aux personnes qui vous entourent. Vous sentirez davantage de présence en vous et un besoin de retrouver ces petits moments de pause. Quand vous aurez bien pratiqué, vous pourrez élargir l'espace de détente avec vous-même et vous autoriser une demi-heure de pause par jour. C'est un temps que vous définirez au moment juste pour vous dans la journée. Cela peut être le matin, après le déjeuner, ou encore le soir quand les enfants sont couchés.

Puis ce temps de pause pourra passer à une heure, peut-être deux, juste à ne rien faire, à flâner, à vous asseoir dans le canapé pour regarder un bon film romantique ou lire ce roman qui vous fait de l'œil depuis des semaines.

Ainsi, vous développerez votre qualité de lenteur et verrez qu'une force émergera de vous, car vous laissez votre corps puiser dans votre propre source de « bien-être ».

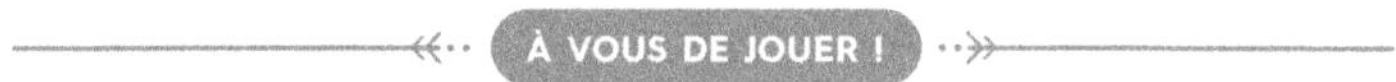

Voici un autre exercice qui me permet de rester au top de mon énergie durant la journée : « La minute d'intention[11] ». La technique est simple et permet de retrouver très rapidement sa lenteur intérieure.

Chaque fois que vous changez de tâche dans votre journée, arrêtez-vous et prenez une minute pour tout relâcher en vous, vos bras, votre tête, votre corps, et respirez profondément, connectez-vous à votre respiration.

Faites vraiment l'effort de ne songer à rien, même si les pensées s'agitent dans votre tête. Dites-leur que vous avez juste besoin d'une minute de tranquillité. Mettez le chronomètre si vous craignez de dépasser.

---

11. Technique élaborée par Julien Musy, fondateur de Leader de ton Marché et de Millionnaire LION.

Vous verrez à quel point cet exercice est puissant et vous fait revenir très rapidement dans la lenteur et le calme intérieur. C'est dans cet état que vous allez conserver et recycler votre énergie tout au long de la journée, et vous vous sentirez en bien meilleure forme le soir en rentrant chez vous.

Essayez et mettez en pratique dès aujourd'hui !

Un conseil pour déployer l'énergie de la LENTEUR sur le plan professionnel : ENCOURAGEZ LA PRATIQUE DE LA LENTEUR SUR VOTRE LIEU DE TRAVAIL

Et si vous proposiez une marche méditative dans votre entreprise ? Ce serait le meilleur moyen d'introduire la notion de lenteur non seulement dans le corps, mais aussi au niveau du mental, de ralentir, et d'être dans l'instant présent.

Pas facile, n'est-ce pas ?

Faites appel à un coach en méditation et donnez les bons arguments à votre équipe pour participer à ces séances de méditation. Expliquez-leur que leur repos mental est directement lié aux bénéfices de l'entreprise.

Expliquez-leur aussi que l'équilibre doit se vivre entre activité, boulot, et pause pour se recentrer. L'un ne va pas sans l'autre. Si l'on veut se connecter à sa vraie puissance, c'est par cet équilibre que l'on peut y accéder.

Le défi à relever pendant sept jours

Voici le défi à relever pendant sept jours pour développer votre capacité à créer de la lenteur.

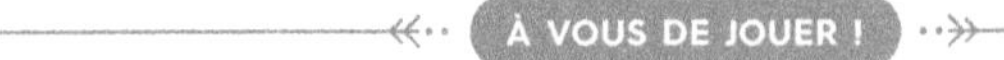

Choisissez le moment de la journée où vous vous sentez le mieux, le plus en contact avec vous-même. Pour certaines femmes, cela peut être à 5 heures, quand tout le monde est encore en train de dormir, pour d'autres, ce sera au moment du déjeuner au travail, pour d'autres encore, cela peut être le soir, quand tout est calme.

Quand vous avez déterminé ce moment de répit dans la journée, fixez une heure précise. Pendant sept minutes, arrêtez tout, mais vraiment tout. Reconnectez-vous à votre respiration, à la présence dans votre corps. Libérez votre mental en ne cherchant plus à nourrir votre besoin de résultats, par exemple la nécessité de préparer votre repas pour le lendemain, etc. Stoppez tout ce bavardage mental ! Ne demandez plus aucun résultat.

Et par là même, cessez de projeter sur les autres votre stress et vos besoins irrépressibles (par exemple, « J'ai peur de ma chef, elle me fait flipper », ou « Victoria ma fille était triste ce matin, c'est peut-être à cause de moi »).

Faites l'effort d'arrêter tous les circuits de bavardage intérieur pendant sept minutes.

Faites cela pendant sept jours et observez. À l'issue de cette semaine, vous aurez vécu quarante-neuf minutes de lenteur. C'est un bon début !

Cela vous semble difficile ? Notez sur votre carnet en quoi et demandez-vous quelles solutions vous pouvez apporter.

Cinq conseils pour transmettre l'énergie de la LENTEUR aux petites filles

Les enfants ont besoin de repos et sont naturellement en contact avec la lenteur intérieure. Votre petite fille la connaît, car elle vit au rythme de ses émotions et de ce qui l'inspire, avec insouciance.

Les parents sont des enseignants de vie des enfants. C'est un rôle permanent qui ne s'arrête jamais.

Comment aider la petite fille à maintenir son niveau de lenteur ?

Voici cinq conseils à donner à vos filles ou aux petites filles de votre entourage.

Son rapport avec elle-même

Ce que vous pouvez faire pour l'aider à maintenir cette connexion avec elle-même, c'est de l'encourager à prendre ces temps de pause avec elle-même comme dans l'exercice décrit plus haut.

D'abord trois minutes de pause, puis cinq, puis trente minutes. Ainsi, vous apprendrez vous aussi à la laisser seule et à respecter cet espace privé avec elle-même.

Cela doit devenir un rituel, faire partie de sa vie. C'est une forme d'habitude qui se transforme en un geste conditionné positif, pour elle et son équilibre intérieur. C'est comme cela que l'on crée de bons conditionnements mentaux, car ils sont reliés à la vie en soi. Ces gestes sont inscrits dans la nature véritable du corps et de l'être humain. C'est une sorte de retour à soi et de connexion à sa source. Ce que vous faites avec votre petite fille, c'est simplement accompagner ce mouvement de vie et lui permettre de se construire de bonnes bases pour accueillir la femme en émergence qui poindra son visage au moment de l'adolescence.

Son rapport avec le monde

Montrez-lui à quel point les hommes et les femmes sont pressés dans leur vie quotidienne, que tout est fait pour aller plus vite, qu'il s'agit d'une course effrénée. Apprenez-lui à observer la société, à prendre du recul et à décider d'être dans la lenteur, pour elle, parce que ça lui fait du bien, que cela diminue les tensions, permet de reprendre son souffle, de poser sa vision, avant de prendre des décisions importantes.

Son rapport à la créativité

Proposez-lui le jeu de la petite sieste. Le rituel de la sieste quotidienne sert justement à se poser et à cultiver la lenteur. Si vous faites la sieste avec elle, elle comprendra mieux et se sentira amusée par cet exercice. Et pour ajouter un « plus », proposez-lui de faire un beau dessin des rêves qu'elle aura faits pendant la sieste.

Son appartenance à plus grand qu'elle

Montrez-lui comme la nature est lente autour d'elle. Les arbres fruitiers prennent du temps pour grandir, cependant ils sont solides, ainsi que les grands chênes. Toute la vie autour d'elle baigne dans la lenteur et la tranquillité. C'est celle-là que l'on cherche à cultiver.

Sa contribution au monde, sa valeur

Dites-lui à quel point sa capacité à se poser et à se mettre dans la lenteur est apaisante pour le monde. La lenteur lui permet d'être posée, réfléchie, et de canaliser son énergie. Elle devient ainsi une présence rassurante. C'est une véritable valeur de bien-être et de ressource.

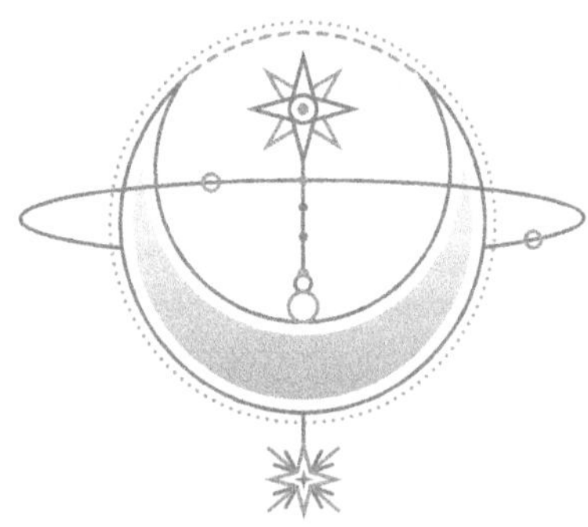

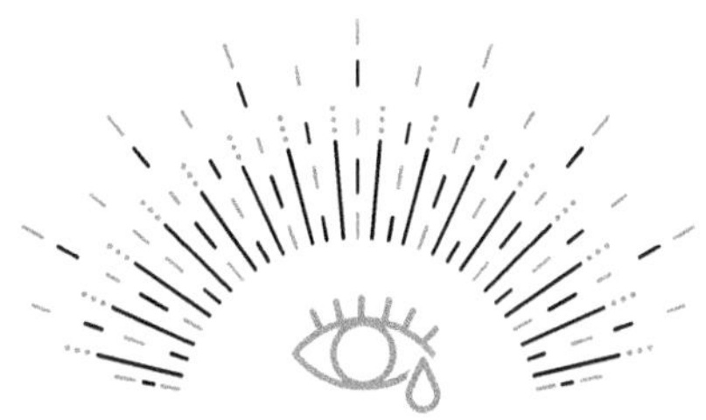

DÉPLOYER L'ÉNERGIE DE LA PERMÉABILITÉ AUX ÉMOTIONS

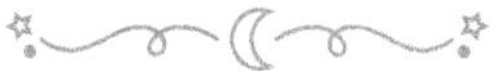

La capacité à se relier à l'émotivité, à être sensible, est liée à la capacité à être touché dans son cœur par des personnes, des événements, des situations. Le cœur est l'organe essentiel du corps.

Formulation quotidienne

La formulation quotidienne à faire trois fois le matin pendant sept jours est : « J'écoute ce que me dit mon cœur. »

Les phrases de transformation (mantras)

Pour développer votre réceptivité, voici trois mantras. Choisissez celui qui vous inspire le plus et récitez-le dans toute situation pendant les sept jours, partout, à tout moment, autant de fois que nécessaire :

« Mon cœur est amour. »

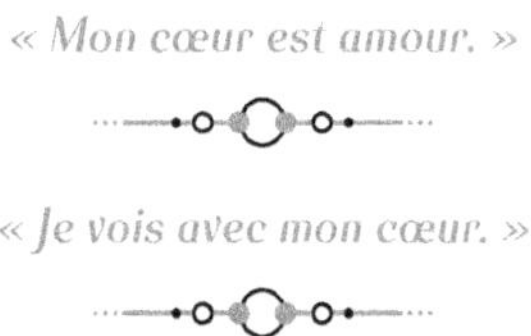

« Je vois avec mon cœur. »

« Mon cœur est grand et embrasse la souffrance du monde. »

À l'inverse, si vous avez identifié que votre énergie de perméabilité aux émotions était excessivement élevée, au point que, par moments, vous vous sentez trop sensible et déstabilisée par l'environnement qui vous entoure, mettez votre attention sur ce qui vous ramène à vous et placez-vous dans une énergie plus structurante.

Vous pouvez vous aider avec l'une des phrases de transformation suivantes, composées avec la polarité opposée :

« Je demande à mon mental de m'aider à comprendre la situation. »

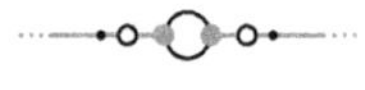

« Mon mental est mon allié. »

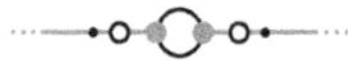

« Chaque émotion n'est qu'une émotion, rien n'est réel. »

Un conseil pour déployer votre PERMÉABILITÉ AUX ÉMOTIONS **sur le plan personnel :** OUVREZ-VOUS À VOS ÉMOTIONS

Pour vous aider à développer votre émotivité sur le plan personnel, il est nécessaire de développer vos sensations. Tant que vos sensations, vos capteurs sensoriels ne sont pas ouverts, vous restez sèche comme du bois, insensible.

L'émotivité surgit en général lors de gros chocs, ou d'un traumatisme, mais ce n'est évidemment pas ce que je vous souhaite.

Ce que je vous invite à faire, c'est à vous ouvrir à vos émotions, à vos ressentis et à ceux des autres.

À VOUS DE JOUER !

Voici un petit exercice simple. Quand vous vous levez le matin, êtes-vous sensible aux personnes qui sont autour de vous ? Vous demandez-vous comment elles vont ? Si elles ont passé une bonne nuit ? Ou est-ce que vous foncez à la salle de bains et la seule chose qui vous préoccupe, c'est de démarrer au plus vite la liste de tâches à faire dans la journée ?

Et si vous êtes seule au réveil, observez votre sensibilité par rapport à l'extérieur. Par exemple, le bruit de la rue ? Un voisin qui claque la porte en sortant de chez lui ? De la musique trop forte ? Ou une perceuse qui fait beaucoup trop de bruit dans l'immeuble ? Ou vous dites-vous « Mince, je veux encore dormir, j'en ai assez de me lever le matin pour aller bosser ! » ?

Changez votre perception et soyez à l'écoute du ressenti des personnes qui vous entourent au réveil. Renouvelez cet exercice plusieurs fois dans la journée, en vous demandant si vous êtes sensible à ceux qui sont à côté de vous dans le métro, au travail, dans la file au supermarché.

Traquez vos émotions, cherchez-les, demandez-vous si vous ressentez quelque chose. Si vous ne ressentez rien du tout, vous pouvez vous inquiéter, car cela signifie que vos capteurs sont totalement fermés. Cela vaut sans doute la peine, dans ce cas, de faire appel à un thérapeute psychocorporel qui vous aidera à développer de façon plus approfondie votre perméabilité aux émotions.

Un conseil pour déployer votre PERMÉABILITÉ AUX ÉMOTIONS sur le plan professionnel : PLACEZ L'ÉMOTION AU CŒUR DE VOTRE DISCOURS

Si vous êtes chef d'entreprise, dirigeante, manager d'une équipe, consultante, coach, commerciale et que vous parlez sans émotion, votre discours n'aura aucun impact.

C'est la première chose que j'ai apprise lorsque j'ai commencé mon coaching avec Margaux Klein, coach d'affaires. Une jeune femme extraordinaire qui a construit un empire millionnaire en quatre ans à l'âge de 28 ans.

J'ai été directrice générale et directrice financière dans la première partie de ma vie, et j'étais persuadée que plus je retenais mes émotions (comme on me l'avait si bien appris dans ma famille), plus mon message aurait d'impact auprès des employés.

Et comme je me trompais ! Il m'a fallu rencontrer Margaux et d'autres personnes, comme la chamane Marie-Dominique Linder — pour qui j'ai une infinie reconnaissance et qui m'ont accompagnée sur mon chemin de retour à la femme que je suis — pour m'expliquer que tant que l'on est dans la tête, l'émotion ne circule pas et l'énergie ne peut se déployer. C'est vraiment fondamental.

Vous pouvez faire le plus beau discours de votre vie, magnifique sur le papier, mais vous obtiendrez un zéro pointé, car personne ne sera intéressé par ce que vous dites ni ne vous croira.

La différence ? Votre émotion. La façon dont vous allez être connectée à votre émotion, dont vous allez la faire vibrer avec authenticité, va vous permettre d'être plus intéressante et vraie. Votre discours va toucher le cœur des gens en plein centre. Vous êtes vous et les gens le sentent.

À ce moment-là, vous créez une vraie adhésion à votre projet et soulevez une force puissante émanant du groupe.

Je vous assure que si le monde était plus connecté à ses émotions, nous créerions un havre de paix.

Le défi à relever pendant sept jours

Voici le défi à relever pendant sept jours pour développer votre perméabilité aux émotions.

À VOUS DE JOUER !

Pendant sept jours, votre défi consistera à repérer vingt émotions dans votre journée. Comme vous êtes un être d'émotion, vous n'aurez pas beaucoup de mal à les trouver. Vous aurez surtout à vous observer, comme si vous vous regardiez de l'extérieur, et à ressentir.

Pour commencer, prenez le temps chaque matin en vous réveillant de rencontrer et d'étreindre les personnes de votre entourage, de les serrer fort contre votre cœur. Même si vous sentez de la résistance, respirez et acceptez d'être aimée, c'est bon pour le moral.

Si vous êtes seule, je vous invite à vous regarder dans le miroir et à prendre contact avec vos pupilles. Dites-vous ceci : « Comment as-tu dormi ? Comment te sens-tu ? Je t'aime et tu es une femme formidable. Tu es bien plus aimée que tu ne le penses. » Et ressentez-le dans votre cœur.

Essayez de ressentir l'émotion qui vous traverse, même si c'est de l'agacement ou une gêne, accueillez ce sentiment, c'est déjà un ressenti.

Notez dans un carnet tous les ressentis/émotions de votre journée. Souvenez-vous, vous devez en lister vingt.

Si vous ne ressentez rien le premier jour, n'ayez pas peur. Recommencez le jour suivant et dites-vous que vous n'êtes pas la seule à lire ce livre, qu'il y a d'autres femmes qui sont comme vous et cherchent à ressentir leur émotivité.

C'est un bon début, car la recherche d'une sensation constitue déjà une belle prise de conscience.

Cela vous semble difficile ? Notez sur votre carnet en quoi et demandez-vous quelles solutions vous pouvez apporter.

Cinq conseils pour transmettre la PERMÉABILITÉ AUX ÉMOTIONS aux petites filles

L'émotivité, la façon de recevoir l'émotion s'avère cruciale dans la vie d'un enfant. Celui-ci vit spontanément avec ses émotions. Il est libre dans ses émotions. Avez-vous remarqué que beaucoup d'enfants sont joyeux, expressifs quand ils sont petits, mais quand vous les rencontrez vingt ans après, ce ne sont plus les mêmes et ils ont totalement changé de personnalité ?

Ici nous allons justement chercher à maintenir cette connexion avec l'enfant libre, l'enfant dans ses émotions et sa spontanéité.

Comment aider la petite fille à maintenir son niveau de perméabilité aux émotions afin qu'elle devienne une jeune femme épanouie et en contact avec ses émotions ?

Voici cinq conseils à donner à vos filles ou aux petites filles de votre entourage.

Son rapport avec elle-même

Tout comme pour la réceptivité, expliquez à votre petite fille à quel point il est important pour elle de ressentir les émotions dans son corps, d'apprendre à les accueillir et à les écouter. Qu'elle ne doit pas avoir honte de les exprimer.

Son rapport avec le monde

Accueillez votre petite fille dans ses émotions, ne la jugez pas et ne la critiquez pas. C'est son bien le plus précieux. Dites-lui qu'elle peut en parler librement, qu'on la comprendra mieux, et que cela l'aidera à mieux définir sa relation avec son entourage, ainsi que ses besoins et ses désirs. Par exemple, ce qui la rend joyeuse, ce qui la met en colère, ce qui lui fait peur ou la rend triste. Elle nourrira ainsi des relations authentiques.

Son rapport à la créativité

Proposez-lui de regarder un dessin animé et d'exprimer les émotions qu'elle ressent. Jouez à deux, c'est plus amusant. S'il y a de la joie, riez ensemble, et s'il y a de la tristesse, pleurez ensemble.

Son appartenance à plus grand qu'elle

Ses émotions lui permettent d'être sensible et de ressentir l'environnement autour d'elle. Elle deviendra de plus en plus consciente de la souffrance des personnes dans la société, des petits enfants comme elle qui n'ont pas cette chance de pouvoir parler de leurs émotions, de leur tristesse, ce qui leur tient à cœur, ou d'exprimer leur joie. Sa sensibilité lui permettra aussi de développer de la compassion pour les personnes qu'elle rencontre.

Sa contribution au monde, sa valeur

Expliquez-lui également que l'expression de ses émotions la rend humaine : elle existe aux yeux des autres et apporte une forme d'autorisation aux autres à faire pareil, à libérer leurs émotions pour se sentir mieux et plus en accord avec la vie.

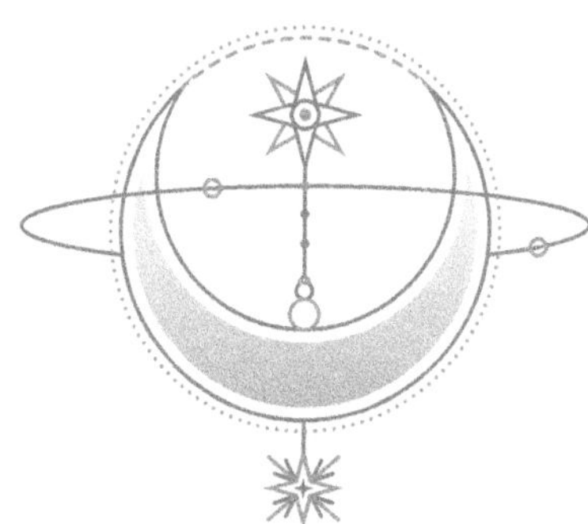

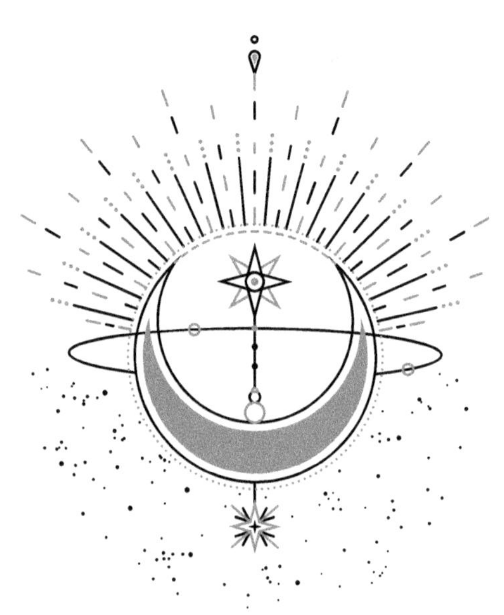

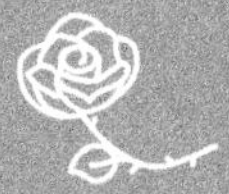

Partie 4

AIMEZ-VOUS...
DÈS MAINTENANT ET
FAITES VOTRE BILAN !

Bravo pour votre parcours !

Où en êtes-vous ? Quelle est votre énergie à ce stade de la lecture ? Qu'avez-vous trouvé facile ou difficile ? Quels rituels avez-vous mis en place et allez continuer à pratiquer ? Quelles sont les pistes possibles pour aller plus loin ?

Comment vérifier que votre niveau d'énergie féminine a bel et bien augmenté ? L'objectif est de comparer le niveau de vos neuf énergies essentielles féminines au fur et à mesure des neuf mois d'apprentissage par rapport au niveau où vous étiez avant de lire ce livre.

À l'issue des trois premiers mois, puis à la fin des six mois, et pour terminer au bout des neuf mois, vous pourrez faire une évaluation, comme détaillé ci-après. Ainsi vous aurez une vue d'ensemble de votre progression tout au long des neuf mois de développement.

APRÈS TROIS MOIS : LES TROIS PREMIÈRES ÉNERGIES ONT-ELLES BOUGÉ ?

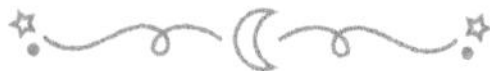

Pour contrôler que vous êtes bien dans une énergie élevée, reprenez les résultats obtenus lors du démarrage du processus il y a trois mois.

Réévaluez votre énergie, celle que vous souhaitez contrôler parmi les neuf, et regardez le résultat que vous obtenez au bout de trois mois. Par exemple : au début des trois mois, l'énergie de la douceur était évaluée à 3/10 alors que maintenant, vous êtes arrivée à 6/10. Ce qui est un très bon score !

Notez bien que l'objectif est de progresser, pas d'atteindre 10/10 partout. Il est important d'être vigilante par rapport à cette quête de performance qui peut vite vous enfermer dans une discipline trop forte.

L'idée, c'est de toucher votre tendresse, votre rondeur, votre flexibilité, et de rencontrer la femme unique en vous.

AU BOUT DE SIX MOIS : BILAN DE SIX ÉNERGIES

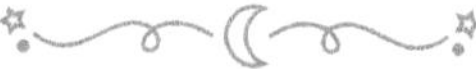

Procédez de la même façon avec les trois énergies que vous venez de travailler au cours du trimestre. Et profitez-en pour refaire un test d'évaluation des trois premières énergies. Au total, vous contrôlez donc les six énergies.

APRÈS NEUF MOIS : BILAN DES NEUF ÉNERGIES

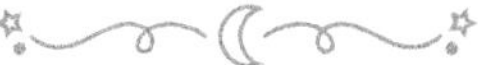

Bravo ! Si vous avez réussi à respecter le programme pendant les neuf mois, c'est que vous êtes une femme motivée et déterminée.

Faites le bilan de vos trois dernières énergies, puis reprenez les six précédentes et inscrivez vos résultats dans votre tableau d'évaluation globale, dont vous trouverez le modèle ci-après.

À chaque étape, vous obtenez des résultats et vous pouvez voir clairement votre évolution sur les neuf mois. Cela vous donne une idée de votre transformation et des résultats concrets que vous avez atteints. Sans tout votre travail téméraire, cela ne serait pas arrivé. Vous pouvez réellement vous remercier !

Voici les critères de comparaison pour observer votre évolution dans le temps :

RÉSULTATS D'ÉVALUATION : diagnostic jour 1.

RÉSULTATS D'ÉVALUATION DES TROIS PREMIÈRES ÉNERGIES FÉMININES : fin des trois premiers mois.

RÉSULTATS D'ÉVALUATION DES TROIS ÉNERGIES FÉMININES SUIVANTES AU DEUXIÈME TRIMESTRE : fin des trois mois suivants, au bout des six mois.

RÉSULTATS D'ÉVALUATION DES TROIS DERNIÈRES ÉNERGIES FÉMININES : fin des trois derniers mois, au bout des neuf mois.

TABLEAU D'ÉVALUATION GLOBALE SUR NEUF MOIS

	DIAGNOSTIC	JOUR 1 : TROIS PREMIÈRES	JOUR 1 : TROIS SUIVANTES
	Réceptivité	3	
	Douceur		
	Sensualité		5
	Compassion		4
	Lien		
	Intuition	2	
	Souplesse		3
	Lenteur		
	Perméabilité aux émotions	2	

ÉVALUATION DES NEUF ÉNERGIES FÉMININES

JOUR 1 : TROIS DERNIÈRES	BILAN FIN DES TROIS MOIS	BILAN DES SIX MOIS	BILAN DES NEUF MOIS
	7		
9			
6			
	5		
7			
	6		

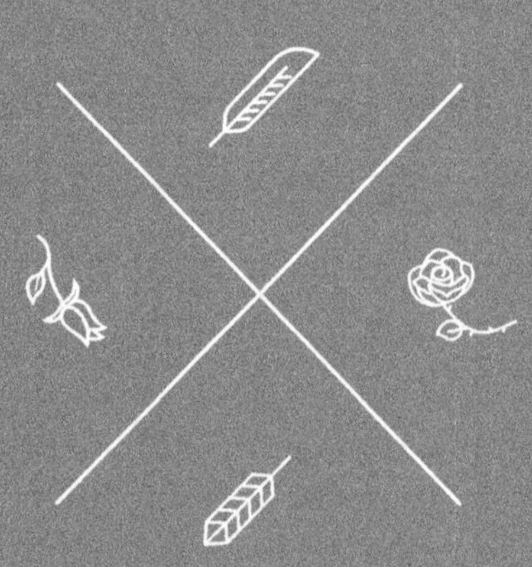

VERS UNE SOCIÉTÉ MODERNE PLUS ÉPANOUIE ET CRÉATIVE

La société d'aujourd'hui vit un renouveau d'une ampleur planétaire. Les crises, les conflits, les perturbations climatiques, sont autant de manifestations de la naissance d'un grand changement de société. La femme en fait partie, car en apportant sa sagesse, sa clairvoyance et sa capacité à prendre du recul et à apaiser lors de situations complexes, elle joue un rôle fondamental en transformant le cœur de beaucoup d'entre nous, tant dans les familles que dans les entreprises.

Ce livre est une reconversion totale de notre façon de penser et de voir le monde en développant nos énergies féminines innées. C'est un hymne à la paix qui est lancé à travers le monde entier et qui rejoint chaque femme de tous les continents, afin de s'unir en sororité et de tisser une toile d'or autour de la Terre.

Apprendre la méthode de rééquilibrage des énergies féminines et masculines en soi, c'est apporter un nouveau souffle et un nouvel espoir pour la cité de demain. Car l'équilibre en soi génère l'équilibre dans la relation avec les autres et dans le couple.

C'est apporter un regard nouveau, faire autrement et se placer dans tout le potentiel de sa nature véritable. Nous sommes sur Terre pour construire ensemble, pas pour détruire.

La femme et les énergies féminines qu'elle développe en elle sont comme le sang et les veines d'une nouvelle société moderne basée sur l'amour, la compassion, le respect, l'équilibre et l'intelligence. L'homme prend ainsi sa place, car il retrouve pleinement ses énergies masculines et sa puissance.

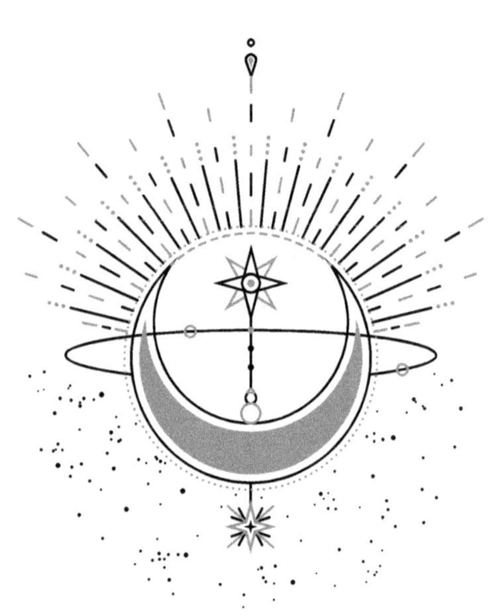

REMERCIEMENTS

J'aimerais dire merci et dédier ce livre à trois personnes qui ont eu une influence importante dans ma vie, mes réussites et ma connaissance : Mata Amritanandamayi Math, Marie-Dominique Linder et ma mère Suzanne.

Les mots ne sont pas suffisants pour exprimer ma gratitude pour ces trois personnes, qui m'ont accompagnée tout au long de mon parcours de vie quand je me cherchais profondément et qui m'ont permis de révéler en moi le nectar de la femme.

Je souhaite également remercier ma coach d'auteur Laurence Ortegat, qui a su avec art me guider pour mettre au monde ma musique intérieure. Je la remercie pour nos bons moments, nos éclats de rires, nos transformations intérieures mutuelles parfois intenses durant cette période. Mettre un livre au monde, c'est tout un chemin !

J'aimerais aussi exprimer ma gratitude à Anne Ghesquière et Christophe Chenebault qui m'ont encouragé à transmettre cette connaissance sur la femme, son rôle, sa place dans la société.

Et il y a tant d'autres personnes encore que j'aimerais remercier : toutes les femmes du monde rencontrées durant mes voyages, toutes celles dont j'ai croisé le chemin de près ou de loin, dans ma vie professionnelle et personnelle, les intervenantes et amies collègues des séminaires au féminin, les participantes qui ont partagé leurs témoignages, et tous les hommes qui m'ont soutenue.

Ces remerciements sont une reconnaissance à toutes les personnes qui ont fait une différence dans ma vie. Je souhaite de la même façon pouvoir vous servir, et que ce livre vous apporte également une grande différence dans votre vie.

BIBLIOGRAPHIE

Amritanandamayi, M., *L'éveil de l'amour maternel universel,*
Mata Amritanandamayi Center, 2016.

Amritanandamayi, M., *La compassion : seule voie vers la paix,*
Mata Amritanandamayi Center, 2016.

Braden, G., *Le temps fractal – Le secret de 2012 et d'une nouvelle ère
mondiale,* Ariane, 2010.

Chopra, D., *Les sept lois spirituelles du vrai bonheur,* J'ai Lu, 2015

Colin–Simard, V., *Masculin–Féminin, La grande réconciliation,* Albin
Michel, 2013.

Hawkins, D. R., *Transcending the Levels of Consciousness: The Stairway
to Enlightenment,* Hay House UK, 2015.

Lagarde, M., *Los cautiverios de las mujeres,* Universidad Nacional
Autonoma, 2005.

Millett, K., *Sexual Politics – La politique du mâle,* Des Femmes, 2007.

Piccinini, M., *Réussite Maximum – 7 étapes pour créer une vie selon
vos propres termes,* Un Monde Différent, 2019.

Les 7 lois universelles : https://www.espritsciencemetaphysiques.
com/7-lois-de-l-egypte-ancienne-changeront-vie-aujourdh.html

Développer sa sensualité : https://fr.wikihow.com/être-sensuel

La compassion au travail : https://chopra.com/articles/10-ways-to-
bring-more-compassion-to-the-workplace

Le niveau d'intuition : https:www.finerminds.com/how-intuitive-are-
you-quiz/

INDEX

À PROPOS DE L'AUTEURE

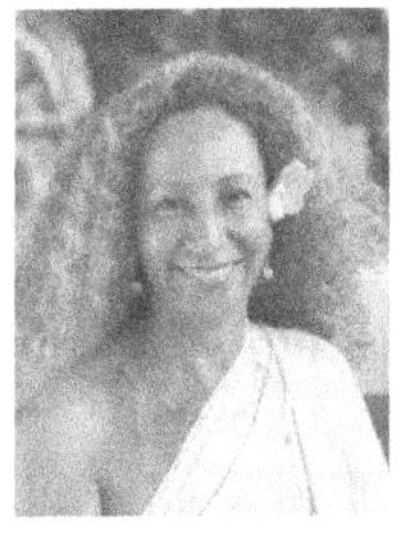

MARIE-LAURE WILL est née à Cayenne en 1969 dans une famille de cinq enfants. À l'âge de 18 ans, elle part à Paris poursuivre des études de classes préparatoires HEC, d'expertise-comptable, puis fait un Executive MBA à la John Molson School of Business en Amérique du Nord.

Après un parcours d'une quinzaine d'années en direction générale et en finance dans des groupes internationaux, elle vit de 2009 à 2011 une série d'expériences psychiques et spirituelles qui lui révèlent d'autres champs de perception et de conscience. Elle réalise l'existence de l'Intelligence universelle et la possibilité de s'unir à Elle, de La réaliser intégralement en conscience et en action, de La manifester sur Terre dans une vie divine.

Aujourd'hui, elle accompagne les entrepreneurs qui veulent aller vite dans leur changement en les aidant à trouver du calme en eux, à donner du sens à leurs actions et à « impacter » le monde. Elle a une méthode révolutionnaire, inexplicable et perturbante à la fois, qui permet de changer radicalement les perceptions en un battement de cœur, et d'ouvrir le champ des possibilités.

Elle a accompagné et propulsé plus d'un millier de personnes et d'entreprises pour retrouver leur trajectoire et manifester ce pour quoi elles sont là, sur Terre.

Marie-Laure Will est la fondatrice du séminaire transformateur « Puissance de Femme », créé en 2013. Celui-ci est à l'origine de ce livre.

Imprimé en Allemagne par BoD
Dépôt légal : janvier 2022